临床影像诊断治疗与介入手术应用

主　编　马云通

江西科学技术出版社

江西·南昌

图书在版编目（CIP）数据

临床影像诊断治疗与介入手术应用 / 马云通主编
. —南昌：江西科学技术出版社，2020.9（2023.7重印）
ISBN 978-7-5390-7401-6

Ⅰ. ①临… Ⅱ. ①马… Ⅲ. ①影像诊断②介入性治疗
Ⅳ. ①R445②R459.9

中国版本图书馆CIP数据核字（2020）第114484号

国际互联网（Internet）地址：
http://www.jxkjcbs.com
选题序号：ZK2019470
图书代码：B20188-102

临床影像诊断治疗与介入手术应用 马云通 主编

出版 发行	江西科学技术出版社
社址	南昌市蓼洲街2号附1号
	邮编：330009 电话：（0791）86623491 86639342（传真）
印刷	永清县晔盛亚胶印有限公司
经销	全国各地新华书店
开本	787 mm×1092 mm 1/16
字数	203千字
印张	8.25
版次	2020年9月第1版 2023年7月第2次印刷
书号	ISBN 978-7-5390-7401-6
定价	42.00元

赣版权登字-03-2020-199

前　言

　　医学影像学在医学诊断领域是一门新兴的学科，不仅在临床的应用上非常广泛，对疾病的诊断提供了很大的科学和直观的依据，可以更好地配合临床的症状、化验等方面，为最终准确诊断病情起到不可替代的作用。同时，像介入放射在治疗方面也有很好的应用。随着医学科技的发展，临床医学影像技术也不断提升，各种新型影像技术层出不穷并且逐渐广泛运用于临床诊断与治疗之中。鉴于临床医学影像学的飞速进展，本编委会特编写此书，以供临床医学影像科相关医务人员参考借鉴。

　　本书共分为三章，介绍了临床常用影像技术与临床诊断以及常见病的介入放射治疗，包括《头颈部疾病影像诊断》《中枢神经系统疾病影像诊断》《介入放射治疗》。

　　为了进一步提高医学影像科医务人员诊疗水平，本编委会人员在多年临床经验基础上，参考诸多书籍资料，认真编写了此书，望谨以此书为广大医学影像科临床医务人员提供微薄帮助。

　　本书在编写过程中，借鉴了诸多医学影像与介入治疗相关临床书籍与资料文献，在此表示衷心的感谢。由于本编委会人员均身负一线临床工作，故编写时间仓促，难免有不足之处，恳请广大读者见谅，并给予批评指正，以更好地总结经验，以起到共同进步、提高医学影像临床诊治水平的目的。

目录
CONTENTS

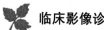

第一章　头颈部疾病影像诊断

第一节　眼部疾病

一、检查技术

（一）CT 检查

常规采用横断面和冠状面扫描，横断面以听眶下线为扫描基线，范围包括眼眶上、下壁，层厚为 2～3mm，无间距逐层连续扫描或螺旋薄层扫描，摄软组织窗。外伤时采用高分辨力 CT 扫描技术，层厚 2mm，骨算法重建成像，摄骨窗。如 CT 平扫发现眶内有占位性、感染性或血管性病变时，均行增强扫描。

（二）MRI 检查

通常选择颅脑线圈或眼表面线圈，采用横断面、冠状面，层厚 3～5mm，层间隔 3～5mm，扫描包括 SE T_1WI 及 FSE T_2WI，使用脂肪抑制技术可降低球后脂肪信号强度，有利于病灶形态的观察。增强及动态增强扫描为眼眶病变的常规检查技术。

二、正常影像学表现

（一）CT 检查

横断面影像上，眶壁为长条状高密度影，内壁、下壁薄，外壁最厚，上壁厚薄不均。眶腔呈锥形。眼球壁呈等密度环状影，其内可见低密度的玻璃体及高密度的晶状体，眼球外上方等密度影为泪腺。眼球后可见低密度的脂肪间隙，周边可见条状等密度眼外肌，中间为视神经。在眶尖可见通向颅内的眶上裂及视神经管。冠状面影像上，在眼球层面可见眼环位于眼眶中部，环的大小随层面深度而不同，对眶骨四周的轮廓结构显示清晰，可对眶内外病变有无通过骨壁相互侵犯做出诊断；在球后层面可清晰显示视神经的位置、形态、大小和密度。

（二）MRI 检查

眶壁骨皮质呈无信号，骨髓腔因含脂肪呈高信号。眼环、眼外肌及视神经均呈等信号。前房及玻璃体 T_1WI 呈低信号、T_2WI 呈高信号。晶状体均呈低信号。眶内脂肪 T_1WI 呈高信号、T_2WI 呈较高信号，应用脂肪抑制技术可以避免球后脂肪的高信号掩盖病变。

三、基本病变表现

眼部基本病变表现包括各解剖结构的形态、位置、大小及回声、密度和信号强度改变。

（一）眼球

眼球缩小见于先天性小眼球、各种原因引起的眼球萎缩，眼球增大见于球内肿瘤、青光眼晚期、高度近视等，眼球突出见于球后占位性病变、Graves 眼病、动静脉瘘、眶内血肿等，眼球内陷见于外伤后眶内脂肪脱出、静脉曲张等。眼环局限性增厚，常形成突向球内肿块，见于视网膜母细胞瘤、脉络膜黑色素瘤、脉络膜转移瘤、脉络膜血管瘤、视网膜或脉络膜脱离等。眼环弥漫性增厚多见于炎性病变。球壁钙化见于脉络膜骨瘤、眼球结核，眼球内钙化见于视网膜母细胞瘤。

（二）眼外肌

眼外肌萎缩见于眼球运动神经麻痹，眼外肌增粗见于炎症、Graves 眼病、动静脉瘘、外伤等，其中炎性病变累及眼外肌全程，包括肌腹及肌腱，而 Graves 眼病常累及多条眼外肌，肌腹受累明显。

（三）视神经

视神经增粗见于视神经胶质瘤、视神经鞘脑膜瘤、炎性病变、颅内压增高等；视神经变性表现为 T_2WI 呈高信号，强化或不强化；视神经变细见于视神经萎缩，主要依靠 MRI 检查，但目前尚无统一判断标准。视交叉、视束增粗见于胶质瘤、炎性病变及邻近病变的累及。

（四）眼眶

眶腔浅小见于颅面骨发育畸形，眶腔扩大见于巨大肿瘤、神经纤维瘤病等，眶壁骨质中断、移位见于外伤骨折，骨质增厚硬化见于骨纤维异常增殖症、扁平型脑膜瘤等，骨质破坏见于各类恶性肿瘤包括转移瘤，眶壁骨质缺损见于神经纤维瘤病、皮样囊肿、朗格汉斯细胞组织细胞增生症等。眶腔肿块多见于肌锥内间隙肿瘤，如海绵状血管瘤、淋巴管瘤、神经源性肿瘤等。

（五）泪腺

泪腺前移常见于老年人或眶内肿瘤推挤。泪腺弥漫性增大多为炎症或淋巴瘤；泪腺肿块常见于泪腺眶部，主要是良、恶性混合瘤、腺样囊性癌等。

（六）眼睑

眼睑弥漫性增厚见于炎症、Graves 眼病、眼静脉回流障碍；肿块见于毛细血管瘤、基底细胞癌、睑板腺癌等。

四、疾病诊断

（一）眼部炎性假瘤

1.临床表现与病理　眶内炎性假瘤即特发性眼眶炎症，是一种原发于眼眶组织，病因未明的非特异性肉芽肿性炎性病变，可能与免疫功能有关。急性期主要为水肿和轻度炎性浸润，浸润细胞包括淋巴细胞、浆细胞和嗜酸性粒细胞。发病急，早期表现为眼周不适或疼痛，伴流泪、眼睑皮肤红肿、球结膜充血水肿，继而眼球突出、眼球转动受限、复视和视力下降等，症状的出现与炎症累及的眼眶结构有关。亚急性期和慢性期为大量纤维血管基质形成，病变逐渐纤维化，症状和体征可于数周至数月内缓慢发生，持续数月或数年。多数病例经激素和抗炎治疗可消退，但停药后容易复发，此为与真性肿瘤不同之处。

炎性假瘤按病变主要侵及的部位和影像学所见，可分为眶隔前型、肌炎型、泪腺炎型、巩膜周围炎型、神经束膜炎型及弥漫型,每型的临床表现都不尽相同。因此,眼眶炎性假瘤的临床表现有较大的差异,但它们均具有炎症和占位效应的共同特征。

2.影像学表现

(1)CT 表现:可表现为灶状或弥漫型软组织肿块,与病理改变密切相关。眶隔前炎型,表现为隔前眼睑组织肿胀增厚;肌炎型为一条或数条眼外肌增粗,典型表现为肌腹和肌腱同时增粗,以单块上直肌、内直肌和外直肌最易受累,一般不伴眶内脂肪增多;泪腺炎型表现为泪腺增大,一般为单侧,病变局限在泪腺附近,可凸出于眶缘,常无局部骨质破坏;巩膜周围炎型表现为眼环增厚;视神经束膜炎型表现为视神经增粗,边缘模糊;弥漫型可累及眶隔前软组织、肌锥内外、眼外肌、泪腺以及视神经等,典型表现为患侧眶内脂肪被软组织密度影取代,泪腺增大,眼外肌增粗,眼外肌与肌锥内软组织影无明确分界,视神经可被病变包绕(增强后病变强化呈高密度,而视神经不强化呈低密度)。骨质破坏及颅内累及罕见。

(2)MRI 表现:在反映病变的形态、部位、眶内结构的改变方面类似 CT。炎性假瘤在 T_1WI 上呈中低信号,在 T_2WI 上呈中高信号(硬化型呈低信号),增强后中度至明显强化。

3.诊断与鉴别诊断　本病平片诊断有限,CT 与 MRI 为理想的检查方法,前者可清楚地显示眶上裂扩大等骨质改变,对鉴别诊断帮助较大,而 MRI 多平面成像可较好地显示病变在眶内结构的累及情况,增强扫描显示更佳。

鉴别诊断方法:(1)眼眶蜂窝织炎,一般临床症状重,病程短而急,且可有眶骨结构破坏。(2)颈动脉海绵窦瘘,常有多条眼外肌增粗,眼上静脉增粗,一般容易鉴别。(3)转移瘤,表现为眼外肌呈结节状增粗并可突入眶内脂肪,如果表现不典型,鉴别困难,可行活检鉴别。(4)淋巴瘤,无急性发作病史,肿块包绕眼球或向球后生长,眼外肌肥大比炎性假瘤严重,激素治疗不敏感。(5)Graves 眼病(甲状腺相关性免疫眼眶病),眼外肌增厚,但外形清楚,是以肌腹增厚为主,肌腱附着处正常。

(二)眼部肿瘤

眼部肿瘤可发生于眼眶内各种组织成分,也可由邻近结构直接蔓延,还可以经血液远距离转移而来。目前分类尚不统一,根据肿瘤的来源及发病部位,将眼部常见肿瘤简要归为眼球肿瘤、泪腺肿瘤、视神经肿瘤、眶壁肿瘤、眶内肿瘤、眼眶继发性肿瘤。

1.视网膜母细胞瘤

(1)病理与临床:视网膜母细胞瘤(RB)为起源于视网膜的胚胎性恶性肿瘤,是婴幼儿最常见的原发性眼球内恶性肿瘤,好发于视网膜后部。常有家族遗传史,多见于 3 岁以下幼儿,尤以婴儿居多。多数患者早期为单眼发病,约 1/4 的患者双眼先后发病。早期典型症状为"猫眼"征象,即瞳孔区黄光反射,表现为"白瞳症"。本病呈进行性加重,随之出现眼球突出、视力减退或消失、继发青光眼等,肿瘤较大,可沿视神经扩展,穿破眼球向眶内生长并侵入颅内。晚期多因颅内蔓延或全身转移而死亡。病理特征为肿瘤细胞常围绕血管生长形成假菊花团,距离血管较远的肿瘤组织可因缺血坏死发生钙化,95%瘤组织中可发现钙质,钙化是诊断本病的重要依据之一。

在临床中可依据 RB 的影像学表现分为四期:Ⅰ期(眼球内期),病变(一个或多个)局限于视网膜;Ⅱ期(青光眼期),病变局限于眼球内,同时伴有眼球增大;Ⅲ期(眶内期),病变局部扩散但局限于眶内;Ⅳ期(眶外期),病变同时累及颅内或已远处转移至肺、骨、脑等器官。分期对选择治疗方法及估测预后具有重要意义。

(2)影像学表现

①CT表现:平扫检查表现为眼球内实质性肿块,好发于眼球后半部,呈圆形或类圆形,密度较高,边界多清楚,若发现斑点状、片状或团块状钙化则较具特征(图1-1)。增强扫描时肿瘤实体部分轻至中度强化。若肿瘤较大,可使整个眼球内密度增高,甚至眼球增大而突出;若视神经增粗,则提示肿瘤已沿视神经向颅内蔓延。

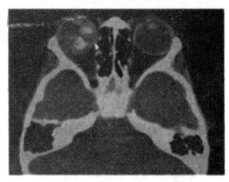

图1-1 视网膜母细胞瘤

CT横断面平扫,示右眼球内可见片状不均匀性钙化,眼球内密度混杂,眼环增厚(白箭头),眼球轻度突出

②MRI表现:肿块在T_1WI呈中等信号,信号强度等于或稍高于玻璃体,在T_2WI呈中低信号,较玻璃体信号低。钙化量较大时,在T_1WI及T_2WI上均表现为低信号;钙化量较小时,MRI不易显示。增强扫描肿瘤瘤体明显强化。MRI可清楚地显示视网膜下积液或积血,亦可清楚地显示视神经及颅内受侵犯情况。

(3)诊断与鉴别诊断:婴幼儿(3岁以下)眼球内发现钙化性肿块,要首先考虑RB。CT有较好的密度对比,易发现钙化,是该病的最佳检查方法,强调薄层(2mm)并行横断及冠状位扫描。MRI对钙化显示不敏感,但在观察颅内侵犯及视神经转移方面明显优于CT,可作为CT的补充。当疑有转移时可行增强扫描。

鉴别诊断方法:①永存原始玻璃体增殖症,表现为眼球小,晶状体可小而不规则,玻璃体可见锥形软组织影,强化明显,钙化少见,玻璃体腔内有时可见气液平面。②大量渗出性视网膜炎,好发年龄为4~8岁,CT表现为眼球后部半月状密度增高影,无明确肿块,罕见钙化;MRI显示为视网膜下积液信号,增强后脱离的视网膜明显强化。

2.泪腺良性混合瘤

(1)临床表现与病理:泪腺良性混合瘤又称良性多形性腺瘤,是泪腺上皮性肿瘤中最常见的一种,好发人群为20~50岁的青壮年。多起源于泪腺眶部,肿物呈类圆形,有包膜,生长缓慢,术后易复发,少数可恶变。典型体征为泪腺区相对固定、无痛性质硬包块,可致眼球向前下方突出,上睑可轻度肿胀或下垂,肿瘤生长较大时可引起继发性视力下降。

(2)影像学表现

①CT表现:位于眼眶外上象限泪腺窝区椭圆形或圆形肿块,边界清楚,多数密度均匀,与

眼外肌等密度,较大的肿瘤内常有囊变或坏死,表现为密度不均匀,内有低密度区,少数肿瘤内有钙化。增强后肿块轻度至中度强化。泪腺窝扩大,骨皮质受压,无骨质破坏。还可有眼球、眼外肌及视神经受压移位改变。

②MRI 表现:平扫 T_1WI 呈等信号,T_2WI 由于组织结构复杂呈等高混杂信号,信号不均匀,可有囊变坏死,增强后呈轻至中度均匀或不均匀强化。残存的常泪腺组织多位于病变前下方,局部与病变分界不清。眼球受压移位,一般不变形。眼眶外上壁泪腺窝区骨质受压变形,骨皮质信号连续,骨髓腔信号正常。

(3)诊断与鉴别诊断:MRI 可明确病变发生的部位、范围及肿瘤信号特点,是本病的首选方法。CT 对于眶壁骨质显示清晰,可帮助进行鉴别诊断。诊断要点为:①泪腺区生长缓慢的无痛性包块。②位于眼眶前外上象限的类圆形或椭圆形肿块,边界清楚。③眶骨为压迫性改变,无骨质破坏。

需与下列疾病鉴别:①泪腺恶性上皮性肿瘤,病程短,疼痛明显,肿瘤边缘不清,形态不规则,常伴有泪腺窝区眶壁骨质破坏。②泪腺非上皮性肿瘤,形态多不规则,一般呈长扁形,肿块常包绕眼球生长,邻近骨质无破坏。③泪腺窝区神经源性肿瘤,正常泪腺组织呈受压表现,与病变分界清,肿瘤较大时难以鉴别。

3. 视神经胶质瘤

(1)临床表现与病理:视神经胶质瘤是起源于视神经胶质细胞的肿瘤,10 岁以下儿童多见,发生于成人,具有恶性倾向。多见于前视路,多为单侧,发展缓慢,一般不引起血行或淋巴道转移。本病伴发神经纤维瘤病者达 10%～15%。临床最早表现为视野盲点或视力下降,但由于患者多为儿童而被忽视。95%患者以视力减退就诊,之后表现为眼球突出、视盘水肿或萎缩、眼眶疼痛。若累及颅内者,还可发生头痛、呕吐、眼球运动障碍以及颅内压增高等症状。

(2)影像学表现

①CT 表现:视神经呈梭形、管形或球状增粗,增粗的神经纤曲,边界清楚。肿瘤密度均匀,与脑白质密度相似,无钙化。增强扫描见多数肿瘤呈轻至中度强化,侵及视神经管内段可引起视神经管扩大,边缘光滑,无骨质破坏(图 1—2)。

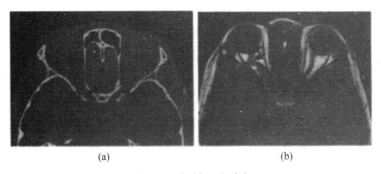

(a)   (b)

图 1—2 视神经胶质瘤

(a)视神经管 CT 横断面,示右侧视神经管增宽(黑箭头),管壁光滑;(b)横断面 T_1WI,示右侧视神经眶内段偏后部梭形增粗(黑箭头),呈等信号,其前方视神经走行纤曲(双箭头)

②MRI 表现：病变区视神经呈管状、梭形、球状或偏心性增粗，且纡曲延长。肿瘤在 T_1WI 与脑实质相比呈略低信号，T_2WI 呈明显高信号，增强扫描肿瘤呈轻度至明显强化。部分患者蛛网膜下腔明显扩大、增宽，表现为视神经周围长 T_1、长 T_2 信号，与脑脊液信号相似，增强后无强化。如果视神经胶质瘤同时累及眶内段、管内段和视交叉时呈"哑铃"状表现，此征象在 MRI 显示的效果较 CT 更好。

（3）诊断与鉴别诊断：MRI 平扫及增强是首选的检查方法，对于显示视神经情况及判断病变的范围独具优势。需与下列疾病鉴别：①视神经鞘脑膜瘤，多见于中年女性，视力下降在眼球突出之后，CT 平扫肿瘤呈高密度并可见钙化，边界欠光整；MRI 显示肿瘤包绕视神经，在 T_1WI 和 T_2WI 均呈低或等信号，肿瘤强化明显，视神经无强化，呈"轨道征"。②视神经炎，主要指周围视神经鞘的炎性病变，发生快，好转也快，依据病程一般鉴别不难，如神经炎为慢性改变，其鉴别点是视神经轻度、均匀增粗且无明显肿块征象，但有些病例很难鉴别。③视神经蛛网膜下腔增宽，见于颅内压增高，一般有颅内原发病变。

4. 皮样囊肿和表皮样囊肿

（1）临床表现与病理：眼眶皮样囊肿和表皮样囊肿起源于胚胎时期。在胚胎发育过程中，外胚层被嵌入眶壁或眼睑，多数病变都在出生后数年被发现，可无定期地潜伏，多见于 10 岁以内。临床表现为眼球突出、移位以及眼球运动障碍、渐进性眼睑肿胀。触诊可发现硬度不一、大小不等、圆形或卵圆形肿块，与骨相连，与皮肤游离。病理可见囊壁组织类型复杂多样，囊内可含有脂质、汗液、囊壁脱落物、毛发等。

（2）影像学表现

①CT 表现：眼眶内、肌锥外间隙囊性病变，卵圆形或分叶状、境界清楚，囊液呈脂肪样极低密度或混杂密度，多附着于眶周骨壁。常伴邻近骨壁呈压迫性凹陷或局限性缺损，边缘光滑并轻度硬化。增强扫描囊壁可出现强化而囊内无强化。可伴有眼球突出，眼外肌、视神经受压移位。

②MRI 表现：囊肿壁 T_1WI 和 T_2WI 均呈低信号。囊内容物由于成分不同，其信号为多样性。

（3）诊断与鉴别诊断：CT 检查即可显示病变的密度特点，也可明确邻近眶壁骨质改变，应为首选。MRI 检查用于囊内容物复杂或合并感染等不典型病例的鉴别诊断，需与下列疾病鉴别：①额窦黏液囊肿，多见于中老年人，囊壁可强化，囊液 CT 值多呈正值，邻近骨质变薄或吸收破坏。②位于肌锥内间隙的皮样囊肿须与囊性神经鞘瘤鉴别，后者囊内容物为非脂类密度或信号。

5. 海绵状血管瘤

（1）临床表现与病理：海绵状血管瘤是成人眶内最常见的良性肿瘤，但实际上海绵状血管瘤并不是真正的肿瘤，属于低流量动脉性脉管性畸形，好发于中年女性（60%～70%），平均年龄 43～48 岁。临床表现为缓慢渐进性、无痛性眼球突出，视力一般不受影响，少数肿瘤压迫视神经可有相应的视野缺损，晚期可致眼球运动障碍。大体病理为椭圆形或有分叶的实性肿瘤，呈暗紫红色，外有完整的纤维包膜，瘤内有大小不等、形状各异的血管窦构成，内部充满血液，间质为纤维组织，含黏液样成分。

（2）影像学表现

①CT表现：瘤体多位于肌锥内，其次位于肌锥外，少数位于眶骨内或眼外肌内。肿瘤呈圆形、椭圆形或梨形，边界清楚，密度均匀，与眼外肌密度相近（图1-3）。10%的病灶内可见斑点状或小圆形高密度的钙化灶，为静脉石形成，是本病的特征性表现之一。肿瘤多不侵及眶尖脂肪。常规CT增强扫描表现为不同程度的强化，强化程度主要取决于扫描的时相。CT动态增强扫描表现为"渐进性强化"，即注入对比剂的早期可见肿瘤内首先出现小片状强化，随时间延长，强化范围逐渐扩大，至延迟期整个肿块形成均匀的显著强化。强化出现时间快，持续时间长也是本病的强化特点，因此，增强扫描对本病诊断有重要临床意义。还可有眼外肌、视神经、眼球受压移位、眶腔扩大等改变。

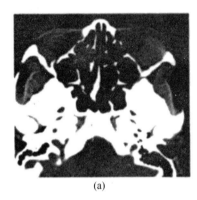 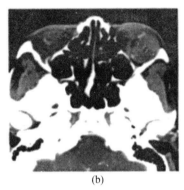

(a) (b)

图1-3 海绵状血管瘤

（a）CT横断面平扫，示左眼眶肌锥内间隙类圆形软组织肿块影，密度均匀，边界清楚，无骨质破坏；（b）CT横断面增强，示肿块明显强化

②MRI表现：瘤体与眼外肌相比，T_1WI上呈略低或等信号，T_2WI上呈明显长T_2信号，与玻璃体信号相似，这主要是由于海绵状血管瘤内流动缓慢的血液和间质内有较多的液体。肿瘤内富含液体，与眶内脂肪会形成化学位移伪影。MRI动态增强扫描可更好地显示"渐进性强化"征象。

（3）诊断与鉴别诊断：MRI平扫及动态增强扫描是首选检查方法，动态增强扫描是关键，CT和B超可作为筛查方法。需与下列疾病鉴别：①神经鞘瘤，典型的神经鞘瘤密度较低且不均匀，增强后呈轻、中度快速强化，强化不均匀。MRI检查更有利于显示神经鞘瘤的病理特征。②局限性淋巴管瘤，肿瘤内密度不均匀，常伴有出血，增强后部分肿瘤立即强化，出血区不强化。不典型者与血管瘤很难鉴别。③血管内皮瘤或血管外皮细胞瘤，肿块密度或信号较均匀，增强后肿瘤立即强化，一般无"渐进性强化"特征。

（三）外伤与异物

1.眼部异物

（1）临床表现与病理：眼部异物是一种常见的眼部创伤，往往后果严重。可将异物分为金属异物和非金属异物，前者包括钢、铁、铜、铅及其合金等，后者包括玻璃、塑料、橡胶、沙石、骨片和木片等。根据异物存留部位可分为球内异物、球壁异物及眶内异物。眼部异物可产生较多并发症,如眼球破裂、晶状体脱位、眼球固缩、出血及血肿形成、视神经挫伤、眼外肌创伤、眼眶骨折、颈内动脉海绵窦瘘、眶内动静脉瘘及感染等。根据异物进入眼部的路径、异物存留部位以及异物对眼部结构损伤的程度而有不同的临床表现。眼球内异物的主要表现有视力障碍、眼球疼痛等;眶内异物若损伤视神经则表现为视力障碍,若损伤眼外肌可出现复视、斜视和眼球运动障碍等。

(2)影像学表现

①CT 表现:金属异物表现为高密度影,CT 值在 2 000HU 以上,其周围可有明显的放射状金属伪影。金属伪影对异物大小的测量和准确定位有一定影响。非金属异物在 CT 上又可分为高密度和低密度非金属异物。高密度非金属异物包括沙石、玻璃和骨片等,CT 值多在 300HU 以上,一般无明显伪影;低密度非金属异物包括植物类、塑料类等,植物类如木质异物的 CT 值在 $-199\sim-50$HU,在 CT 上与气体相似,表现为明显低密度影,有时很难与眼眶气肿区分;塑料类异物的 CT 值常为 $0\sim20$HU。CT 能准确地显示金属异物,但无法了解是否具有磁性;CT 能显示较大的低密度非金属异物如木质异物,对于较小的木质异物或其他低密度非金属异物常难显示。CT 能准确地显示异物的种类、大小、数目、位置以及产生的并发症,并对眼球内高密度异物可进行准确定位。

②MRI 表现:金属异物可产生较多伪影,而且铁磁性金属异物在强磁场中会发生移位导致眶内结构损伤,因此铁磁性金属异物属于 MRI 检查的禁忌证。非金属异物含氢质子较少,在 T_1WI、T_2WI 和质子密度像上均为低信号,眼球内异物在 T_2WI 上高信号玻璃体衬托下显示清楚,球后异物在上眶内脂肪高信号衬托下显示好。MRI 还可显示异物与颅底的关系、颅内并发症如脑挫伤等。

(3)诊断与鉴别诊断:详细询问有无外伤史,眼球或眶内异常密度/信号影是诊断与鉴别诊断的关键。可通过 X 线平片、MSCT 联合 MPR 技术、MRI 检查等确诊。

需与以下疾病相鉴别。①眼球钙斑,见于视网膜母细胞瘤、脉络膜骨瘤等,多无外伤史,CT 上视网膜母细胞瘤多表现为球内肿块伴钙化。钙斑也可见于创伤性病变的退行性改变,如晶状体脱位后钙化、眼球内出血钙化等,它们与无金属伪影的高密度异物很难鉴别,可密切结合有无外伤史进行鉴别诊断。②球后眶内钙化,常见于肿瘤如脑膜瘤,血管性病变如海绵状血管瘤、静脉曲张,一般可见明确肿块影,容易鉴别。③人工晶体及义眼,询问病史有助于确诊。④眶内气肿,木质异物与眼眶创伤的眶内气肿 CT 密度相近,异物具有固定形状有助于鉴别,短期复查气肿体积减小,形态多发生变化。

2.眼眶骨折和视神经管骨折

(1)临床表现与病理:眼眶骨折和视神经管骨折是眼科常见病之一,临床表现不一,严重者可致复视、眼球运动障碍、失明等,早期、全面、准确的诊断对预后及法医学鉴定有重要意义。眼眶骨折根据外力作用部位不同,可分为爆裂骨折、直接骨折和复合型骨折。眼眶爆裂骨折指外力作用于眼部使眶内压力骤然增高致眶壁薄弱部发生骨折而眶缘无骨折,即骨折不是外力直接作用于眶壁,而是经过眶内容物的传导作用于眶壁所致,常发生于眶内、下壁。眼眶直接骨折指外力直接作用而发生的骨折,多见于眶缘。眼眶复合型骨折指上述两种骨折同时存在。骨折发生时常常伴有邻近眼外肌的损伤和不同程度眶内容物脱出。

（2）影像学表现

①CT 表现：包括直接征象和间接征象，常伴有眼眶周围骨结构骨折，如鼻骨、颧弓、上颌窦骨壁骨折。直接征象为眶壁或视神经管的骨质连续性中断、粉碎及骨折片的移位等改变。间接征象主要是骨折引起的邻近软组织改变，包括眼外肌增粗、移位、嵌顿、离断、血肿形成或眶内容物脱出并通过骨折处疝入附近鼻窦内。眶内容物疝入上颌窦者形如泪滴，称为"泪滴征"，此征象平片即可显示，有助于眶壁无明显中断或移位的爆裂骨折的诊断。

②MRI 表现：骨皮质在 MRI 上无信号，骨折直接征象即骨质中断显示欠佳，但可显示骨折继发改变，如眶壁变形、眶内容物疝入邻近鼻窦内等。

（3）诊断与鉴别诊断：有外伤史，眶壁骨质连续性中断，伴或不伴有邻近眼外肌增粗是诊断本病的要点。影像检查方法上首选 CT 检查，合并眼眶周围结构或颅脑损伤或为进一步明确病变与周围软组织结构的关系时选用 MRI 检查。诊断眼眶骨折时要注意勿将正常眶下壁的眶下孔、眶内壁的筛前孔和筛后孔以及眶壁其他血管沟误认为骨折，还必须注意周围结构有无骨折或其他外伤。

第二节　耳部疾病

一、检查技术

（一）CT 检查

颞骨主要由骨性结构及气体构成，结构细微且对比度高，仅有少量软组织，因此特别适合于高分辨力 CT 扫描。常规行 HRCT 检查，扫描层面为横断面及冠状面，摄骨窗观察。HRCT 容积扫描，采用螺距 0.875、准直 0.5mm、重建间隔 0.3mm、FOV250mm×250mm、矩阵 512×512 及骨算法重建，通过后处理技术可获得与直接扫描图像质量相同的任意方位的图像，可取代直接冠状面扫描，同时患者辐射剂量减少。颞骨常用的后处理技术有：(1)表面阴影显示(SSD)，可得到颞骨解剖的整体印象，用于术前了解每位患者的颞骨解剖特点。(2)容积再现（VR）技术，能实现听骨链、内耳膜迷路等三维立体显示。(3)CT 仿真内镜(CTVE)，获得中耳仿真内镜图像，可多角度观察鼓室、乳突窦、迷路内部改变。(4)多层面重组技术(MPR)和曲面重组技术(CPR)，获得任意层面或曲面的二维断面图像。(5)最大密度投影(MIP)。

（二）MRI 检查

应用二维自旋回波序列、三维梯度回波序列及三维快速自旋回波获得的加权图像，有 T_1WI、T_2WI、增强 T_1WI 及重 T_2WI，可以很好地显示内耳道听神经、面神经、前庭蜗神经及膜迷路结构及软组织病变。MR 水成像可清晰地显示内耳含水的迷路腔的三维结构。

二、正常影像学表现

耳分为外耳、中耳、内耳。外耳由耳廓及外耳道组成；中耳由鼓室、鼓窦(乳突窦)、咽鼓管及乳突组成,鼓室为不规则含气腔,分为上鼓室、中鼓室、下鼓室,鼓室内有听小骨,包括锤骨、砧骨、镫骨,咽鼓管为鼓室与鼻咽腔的通道;内耳又称迷路,由骨迷路和膜迷路构成,前者包括耳蜗、前庭及骨半规管,后者包括膜半规管、椭圆囊、球囊和蜗管。中耳和内耳均位于颞骨内,颞骨位于颅骨两侧,嵌于蝶骨、顶骨及枕骨之间,参与组成颅中窝和颅后窝。以外耳道为中心,可将颞骨分为鳞部、鼓部、乳突部、岩部、茎突五个部分。面神经管走行于颞骨内,分为迷路段、水平段、垂直段。

（一）CT 检查

HRCT 可在横断面、冠状面、矢状面上分别清楚地显示上述诸结构。

（二）MRI 检查

骨质及气体均表现为低信号或无信号,T_2WI 可见内耳膜迷路淋巴液及内耳道脑脊液呈高信号,听神经、面神经呈条状中等信号;T_1WI 内耳膜迷路淋巴液及内耳道脑脊液呈低信号,神经呈中等信号。薄层扫描或内耳水成像可显示膜性耳蜗、前庭、半规管及内耳道内的神经等结构。

三、基本病变表现

（一）外耳道

外耳道狭窄或闭锁常见于先天性发育畸形;肿块多见于耵聍腺瘤、胆脂瘤、外耳道癌等;骨质破坏主要见于恶性肿瘤或恶性外耳道炎。

（二）中耳

鼓室狭小见于先天发育畸形;鼓室扩大见于胆脂瘤、肿瘤;鼓室内软组织影见于各类炎性病变、外伤后出血、鼓室或颈静脉球瘤。听小骨异常多为先天发育畸形,常伴有外耳道或鼓室畸形;听骨链脱位或不连续见于外伤、手术后;听小骨侵蚀见于胆脂瘤、骨疡型中耳炎或肿瘤。中耳区骨质破坏也多见于胆脂瘤、骨疡型中耳炎或肿瘤。

（三）迷路

耳蜗、前庭、半规管单纯形态异常主要见于先天性发育畸形;耳蜗、前庭、半规管骨质受侵见于炎性病变、肿瘤、骨纤维异常增殖症、畸形性骨炎。迷路密度增高或信号异常见于骨化性迷路炎。

（四）内耳道

内耳道狭窄见于先天性发育畸形或骨纤维异常增殖症;扩大主要见于听神经瘤、面神经瘤;MRI 检查还可以发现前庭蜗神经发育不良。

（五）颞骨大范围骨质增生硬化

其见于炎症、骨纤维异常增殖症和畸形性骨炎等。

四、疾病诊断

（一）中耳乳突炎

1.临床表现与病理 中耳乳突炎为最常见的耳部感染性疾病,临床表现为耳部疼痛、耳道分泌物及传导性耳聋。

2.影像学表现

(1)CT:①典型表现为鼓室和乳突气房内无气,并可见软组织密度影填充。②少数可见骨质破坏或增生硬化。③累及周围结构时出现相应并发症改变:若显示鼓室内软组织影合并钙化,提示鼓室硬化症;若显示鼓室内软组织肿块并有强化,伴周围骨质侵蚀及听小骨破坏,提示胆固醇肉芽肿,无强化者则提示胆脂瘤形成。

(2)MRI:当怀疑病变累及面神经、内耳、颅脑时,需进行 MRI 增强扫描。

(二)外伤

1.临床表现与病理　颞骨外伤包括骨折和听小骨骨折、脱位,可引起传导性聋或(和)感音神经性聋。

2.影像学表现　CT:(1)岩部骨折分为:纵行(平行于岩骨长轴,约占80%)(图1-4)、横行(垂直于岩骨长轴,约占 10%～20%)及混合性骨折,好发于上鼓室外侧,常累及上鼓室及面神经膝部;迷路骨折多见于横行骨折,但纵行骨折亦可累及迷路,均可致感音神经性聋;迷路出血机化少见,表现为迷路密度增高。(2)听小骨骨折或脱位:表现为听骨链中断,但因结构细小容易漏诊,三维显示技术对观察听小骨有独特优势,锤砧、砧镫关节脱位较常见。

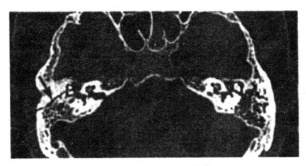

图1-4　颞骨纵行骨折

平扫高分辨力 CT 横断面显示右侧颞骨纵行透亮线影(↑),向内累及锤砧关节,鼓室及颞骨气房内可见软组织密度影,代表出血

(三)颞骨肿瘤

临床表现为传导性聋或(和)感音性聋,影像学检查对颞骨肿瘤诊断有较高的临床价值。

1.听神经瘤　见中枢神经系统。

2.副神经节瘤

(1)临床表现与病理:副神经节瘤包括颈静脉球瘤及鼓室球瘤。症状主要为搏动性耳鸣,也可有传导性听力下降。鼓室球瘤在耳镜检查时可见紫色肿物;颈静脉球瘤累及鼓室之前,耳镜检查无异常。

(2)影像学表现

①CT:a.颈静脉球瘤和鼓室球瘤均呈软组织密度,常见骨侵蚀;增强检查,病变明显强化。b.颈静脉球瘤尚可见颈静脉窝扩大,并可向上破坏鼓室下壁,侵入下鼓室,亦可向下蔓延破坏舌下神经管。c.鼓室球瘤较小时骨质改变不明显,较大时充填中耳腔并可见骨质侵蚀

改变。

②MRI：a. 平扫：T_1WI 上肿瘤为等信号，T_2WI 上呈高信号，其中有多数纤曲条状及点状血管流空影，为本病典型所见，称为"椒盐"征。b. 增强 T_1WI，肿瘤有明显强化。

3.外耳和中耳癌

(1)临床表现与病理：外耳和中耳癌多见于中老年，临床表现为外耳道内软组织肿物，有出血及分泌物。

(2)影像学表现

①CT：a. 平扫：表现为外耳道及鼓室软组织肿块；骨壁呈侵袭性破坏，边缘不整；肿块向周围侵犯，可累及乳突、面神经管、咽鼓管、颈动脉管、颈静脉窝及中、后颅窝。b. 增强检查：肿块明显强化。

②MRI：显示肿瘤范围较好，T_1WI 呈略低信号，T_2WI 呈略高信号；增强检查：可见肿瘤强化。

(四)先天性畸形

先天性畸形包括外耳、中耳及内耳畸形。常见者有外耳道骨性狭窄、闭锁、鼓室狭小、听小骨畸形、Michel 畸形、Mondini 畸形、大前庭水管综合征、内耳道畸形等。

CT 是诊断耳先天性畸形的主要影像检查技术。高分辨力 CT 检查：

1.外耳道骨性闭锁表现为无外耳道影像，狭窄表现为外耳道前后径或垂直径小于 4mm。

2.锤、砧骨融合畸形并与闭锁板相连或镫骨缺如，提示听小骨畸形。

3.内耳畸形大多表现为耳蜗未发育或耳蜗周数不全，前庭与外半规管部分融合，前庭水管扩大等。

4.内耳道横径小于 3mm 为狭窄，内耳道底板骨质缺损是先天性脑脊液耳漏的主要原因。

(五)搏动性耳鸣

1.临床表现与病理　搏动性耳鸣约占全部耳鸣的 4%，主要与头颈部异常血流被内耳所感知有关。病因多样，影像检查的目的在于检出可治疗的病变。

2.影像学表现

(1)CT：①联合 CTA 和 CT 仿真内镜检查：可一站式较好地检出病变，常见病变包括颈内动脉粥样硬化、乙状窦或颈内静脉憩室、乙状窦沟或颈静脉窝骨壁缺损、硬脑膜动静脉瘘（患侧颈内静脉或乙状窦提前显影；回流至硬脑膜窦的小静脉纤曲、扩张并提前显影）。②增强高分辨力 CT：是耳镜检查发现鼓膜后肿块的首选检查方法，以副神经节瘤最常见，增强后可见肿块明显强化。

(2)MRI：常用于诊断前庭蜗神经压迫综合征（水成像显示内耳道内有纤曲血管，压迫前庭蜗神经）、良性颅内压增高（无明确占位，可见空蝶鞍或部分空蝶鞍和视神经周围蛛网膜下腔增宽）、颅内血管畸形（局部异常血管团流空影）。

第三节　鼻和鼻窦疾病

鼻与鼻腔表浅，大部分结构可直接观察诊断，而鼻窦位于颌面部骨内，临床检查常不能直接观察到窦腔内病变，且鼻窦与眶、颅腔等结构毗邻，常需借助影像学检查方法对病变进行检出、定位、定性及明确病变范围等。

一、检查技术

(一)CT检查

CT影像的空间分辨率高,结构无重叠,解剖细节显示好,已成为鼻及鼻窦重要的检查方法。一般采用HRCT平扫,以冠状面扫描为主,辅以横断面及旁矢状位。MSCT可行横断面0.5~1.25mm薄层扫描,20%~25%重叠重建,通过MPR技术获得冠状面及矢状面影像。肿瘤、脓肿等病变需行增强扫描,可增加病变与正常组织间的密度对比,使病变范围显示更清楚。脑脊液鼻漏需采用CT脑池造影确诊。CT仿真内镜可清楚显示鼻腔和鼻窦的开口以及鼻腔的黏膜面。CT导航技术已用于各种鼻窦病变的内镜手术治疗。

(二)MRI检查

应用头线圈扫描整个颌面部,扫描平面以冠状面和横断面为主,T_1WI显示解剖较为清楚,T_2WI结合饱和脂肪或自由水抑制序列(FLAIR)显示病变内富含脂或富含水的情况。增强扫描在鼻窦肿瘤及脓肿的诊断和鉴别诊断中具有重要价值。MR水成像技术可显示脑脊液鼻漏。

二、正常影像表现

(一)CT检查

HRCT检查(层厚2mm扫描,骨算法重建图像)可清楚地显示正常解剖及其变异。正常鼻与鼻窦CT影像显示的主要是骨性结构,鼻窦黏膜菲薄,不易显示。鼻腔与鼻窦CT扫描应以冠状面显示解剖结构为佳。鼻腔黏膜厚度不同,下鼻甲、中鼻甲黏膜最厚,表现为鼻甲骨板周围的软组织密度层,外缘光滑,其他部位黏膜菲薄不易显示。外鼻、鼻腔与鼻窦检查时,采用的扫描层面不同。外鼻CT扫描以横断面为主,可同时显示软组织与骨结构。鼻骨呈致密"八"字形骨结构,两侧为低密度线状鼻上颌缝,中间为鼻骨间缝,鼻骨上端水平可见额骨鼻棘,位于两侧鼻骨间缝内。鼻骨下方为两侧鼻翼与鼻中隔软骨,呈软组织密度。鼻中隔,冠状位与轴位上呈线状结构,前部为软组织,后部为骨密度,前上为筛骨垂直板,后下为梨状骨。鼻甲,冠状面上呈向内卷曲的骨密度薄板,表面黏膜为软组织密度,下鼻甲最厚,可不对称,外缘光整。鼻泪管,轴位呈圆形骨孔,位于上颌骨的前内缘,冠状位可显示全长,长约10mm,位于眶内侧,下端开口于下鼻道前上部,其内多充满泪液,影像显示腔内不含气。窦口鼻道复合体,包括钩突、筛泡、半月裂孔、筛漏斗及上颌窦副口,冠状面上清楚显示。鼻道,冠状面显示为鼻中隔两侧的含气间隙。鼻窦,显示为骨性含气腔隙,骨壁厚度均匀,完整,但筛窦外壁的纸板可有发育不全,局部呈软组织密度。

(二)MRI检查

MRI T_1WI显示解剖结构较好,黏膜呈中等信号的线状影,鼻腔与鼻窦骨壁及含气腔隙均无信号。T_2WI显示黏膜为高信号,正常厚度不大于3mm,但需注意双侧下鼻甲黏膜可有生理性周期性交替增厚(最大不超过5mm)。

三、基本病变表现

1.黏膜增厚　呈与窦壁平行的软组织影,见于鼻窦炎症。

2.窦腔积液　表现为窦腔内液体密度或信号影,窦口通畅时窦内可见气－液平面。见于炎症、外伤等。

3.软组织肿块　见于良、恶性肿瘤、黏膜的黏液囊肿、鼻息肉及鼻甲肥大等。

4.骨质的改变　骨质破坏见于窦内各种恶性肿瘤;骨质疏松见于急性化脓性炎症;骨质增生见于长期慢性化脓性炎症;骨质中断见于外伤骨折;窦腔的扩大,如黏液潴留囊肿可使窦腔扩大,并造成窦壁骨质吸收或变薄。

四、疾病诊断

(一)鼻窦炎

1.临床表现与病理　鼻窦炎是鼻部最常见的病变,可继发于感染、过敏、免疫状态改变或以上几种因素共同作用。临床主要表现为鼻塞、反复流涕、后吸性分泌物、头痛和面部疼痛、失嗅、鼻出血等,急性期可伴有发热。鼻窦炎按病程分为急性和慢性。急性鼻窦炎病程小于4周,有炎性反应,鼻窦黏膜肿胀,可出现气－液平面。慢性鼻窦炎病程大于12周,是由于急性鼻窦炎治疗不及时或不彻底,反复发作迁延而致。

2.影像学表现

(1)CT表现:为黏膜增厚和窦腔密度增高,若黏液或脓液聚集在窦腔可出现气－液平面;长期慢性炎症可导致窦壁骨质增生硬化、肥厚和窦腔容积缩小。窦腔软组织影内见不规则钙化提示并发霉菌感染。窦腔扩大,窦腔呈低密度影,增强扫描后周边强化,窦壁膨胀性改变,提示鼻窦黏液囊肿。CT对鼻窦炎的分型及分期具有重要意义(见图1－5)。

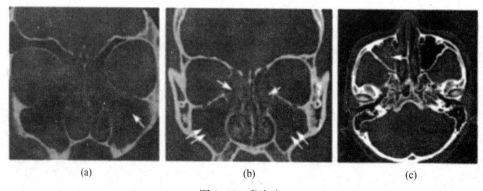

(a)　　　　　　　　　　(b)　　　　　　　　　　(c)

图1－5　鼻窦炎

(a)急性鼻窦炎,CT冠状面骨窗,示左侧上颌窦内软组织密度影,可见气－液平面(白箭头);(b)慢性鼻窦炎,CT冠状面骨窗,示双侧筛窦(白箭头)及上颌窦内(双箭头)软组织影,双侧上颌窦内病变凹凸不平,窦壁骨质硬化;(c)霉菌性慢性鼻窦炎,CT横断面骨窗,示右侧上颌窦内充满软组织影,内见多发条样钙化,周围窦壁骨质未见明显破坏

（2）MRI 表现：MRI T_2WI 窦腔常为较高信号，急性期 T_1WI 表现为低信号，慢性期随着蛋白质含量在一定范围内逐渐增加，T_1WI 逐渐呈现高信号。增强后周边黏膜呈环形强化。

3.诊断与鉴别诊断　CT 是首选检查方法，MRI 可作为补充检查。在鼻窦炎诊断中需明确急性还是慢性。急性鼻窦炎，可根据典型的临床表现及影像上的鼻黏膜增厚和气－液平面确诊。慢性鼻窦炎一般无气－液平面，黏膜增厚严重，窦壁骨质硬化、肥厚。另外，在慢性鼻窦炎时常会有一些并发症，如骨髓炎、眼眶蜂窝织炎、鼻源性视神经炎、脑膜炎、硬膜外脓肿等，需注意诊断及鉴别诊断。

（二）鼻窦良性肿瘤

1.临床表现与病理　内翻性乳头状瘤是鼻腔、鼻窦最常见软组织起源的良性肿瘤，有局部侵袭性，多数单侧发病，男性多见，多发生于 $50\sim70$ 岁，临床表现有鼻塞、流涕、鼻部出血、失嗅等。术后易复发，$5\%\sim15\%$ 的可发生恶变。

2.影像学表现

（1）CT 表现：鼻腔外侧壁近中鼻道区域软组织肿块影，多呈分叶状，边界清楚，密度多较均匀，少数可伴钙化，增强后肿瘤多为均匀中度强化。邻近骨质受压变薄，局部可有侵蚀、破坏。病变易阻塞窦口鼻道复合体，引起继发性阻塞性鼻窦炎，窦腔内充以软组织影，增强扫描有助于区别肿瘤与继发炎性改变，肿瘤有强化。病变可侵入眼眶或前颅窝。肿瘤迅速增大，骨质破坏明显，应考虑有恶变可能。

（2）MRI 表现：多数病变信号不均匀，表现为低到中等信号，中度强化，在 T_2WI 或增强的 T_1WI 上，病变内部结构呈现典型的"栅栏"状征象，是本病的特征性表现。

3.诊断与鉴别诊断　CT 是首选检查方法，MRI 检查可确诊，易区分肿瘤与伴发的阻塞性炎症，易显示肿瘤向鼻外生长的范围，尤其对伴发恶变的患者价值更大。依据肿块的位置、形状及 MRI 检查的"栅栏"状征象即可明确诊断。需与以下疾病鉴别诊断：（1）慢性鼻窦炎鼻息肉，一般无骨质破坏，T_2WI 多为明显高信号，增强后边缘强化。（2）真菌球，病变内多有点、条状钙化，MRI T_2WI 呈低信号，增强后内部无强化。（3）血管瘤，有明显强化。（4）黏液囊肿，窦腔膨胀性扩大。（5）恶性肿瘤，有明显骨质破坏。定性诊断需要病理学检查。

（三）鼻窦恶性肿瘤

1.临床表现与病理　鼻腔、鼻窦恶性肿瘤较少见，包括上皮性、非上皮性恶性肿瘤和转移瘤。鳞状细胞癌约占鼻腔、鼻窦恶性肿瘤的 80%，其他包括未分化癌、小涎腺肿瘤、腺癌、淋巴瘤、黑色素瘤、嗅神经母细胞瘤、横纹肌肉瘤等。鼻腔、鼻窦恶性肿瘤易阻塞鼻窦口，可引起阻塞性鼻窦炎。早期症状与慢性鼻窦炎相似，典型临床表现为面部疼痛和麻木、鼻塞和持续血涕、牙齿松动、突眼、溢泪及头痛。晚期肿瘤经常侵犯眼眶、颅内等邻近结构而产生相应的症状。

2.影像学表现

（1）CT 表现：鼻腔或（和）鼻窦内软组织肿块，形态多不规则，边界多不清楚，一般密度较均匀，肿块较大时可有液化坏死。肿物呈侵袭性生长，恶性上皮性肿瘤随肿瘤的发展直接侵犯邻近结构，如眼眶、翼腭窝、颞下窝、面部软组织甚至颅内等。绝大多数有明显的虫蚀状或浸润性骨质破坏（图 $1-6$），绝大多数肿瘤增强扫描后呈中度强化，囊变、液化坏死区无强化。

不同部位恶性肿瘤的 CT 表现及诊断各具有一定特点。

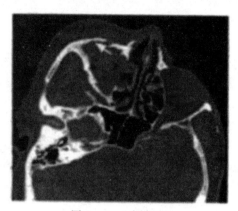

图 1—6　上颌窦瘤

右侧上颌窦内可见软组织密度影,窦壁见明显的虫蚀状破坏(白箭头),颧部软组织肿胀

(2)MRI 表现:肿瘤通常在 MRI T_1WI 和 T_2WI 为中等信号,增强后多呈不均匀轻中度强化。阻塞性炎症在 T_1WI 多为低信号、T_2WI 多为高信号,增强后炎症外周黏膜强化,中央不强化。因此,MRI 增强检查有助于鉴别肿瘤和伴发的阻塞性炎症。

3.诊断与鉴别诊断　CT 能够清晰显示骨质结构的异常,对恶性肿瘤的定性诊断有重要价值,也对鼻窥镜手术有重要指导作用。MRI 易于区分肿瘤及伴发的阻塞性炎症,能够更准确清楚地显示肿瘤侵犯周围软组织的范围,对恶性肿瘤的治疗有重要价值。

(四)鼻部及鼻窦外伤

面部外伤为临床常见病,多累及鼻骨、鼻窦,导致鼻骨、鼻窦骨折。

1.影像学表现

(1)鼻部骨折:CT 表现:鼻骨、上颌骨额突、泪骨骨质中断或(和)骨折片移位,骨折周围软组织肿胀,以鼻骨骨折最多见,泪骨骨折常累及泪囊窝。骨缝分离表现为相关骨缝增宽,两侧同名骨缝不对称,如鼻颌缝、鼻骨与上颌骨额突缝、上颌骨额突与泪骨缝分离或(和)错位。

(2)鼻窦骨折:CT 表现:窦壁骨质中断、移位,窦腔内积血,黏膜肿胀增厚等改变。鼻窦骨折多为复合性骨折,骨折累及颅底和硬脑膜,形成脑脊液鼻漏。蝶窦位于颅底的中央,位置深在,毗邻结构重要,因此,蝶窦骨折后易伴有严重的临床表现,预后不良。

2.诊断与鉴别诊断　CT 检查可准确显示骨折线、骨折片的移位以及骨折所累及的范围和周围软组织的情况。CT 诊断时应注意可能出现的邻骨骨折及是否有不稳定性骨折,注意骨折线与正常骨缝的鉴别。MDCT 薄层扫描、SSD 后处理影像有助于其鉴别。

第四节　咽部疾病

咽部以软腭和会厌为界自上而下分为鼻咽、口咽及喉咽三部分。咽部肿瘤以鼻咽部最多见。其中,鼻腔血管纤维瘤为常见的良性肿瘤;而鼻咽癌为最多见的原发恶性肿瘤,由于鼻咽癌常可蔓延,侵犯邻近鼻腔、鼻窦、眼眶及颅内而预后不佳,故早期发现和诊断非常重要。口咽部的软组织异常可引起阻塞性睡眠呼吸暂停低通气综合征,临床上常见。

一、检查技术

（一）CT 检查

CT 检查为咽部病变的常规影像检查技术,可以清晰显示咽腔、咽壁及咽周间隙改变。通常采用薄层多方位重组技术,并选用软组织窗观察,尤以冠状面和矢状面观察更具有重要意义,颅底部需采用骨窗进行观察。发现病变时应加行增强检查。

（二）MRI 检查

MRI 检查的软组织分辨力高,是 CT 检查的重要补充方法。常规行矢状、横断、冠状位 T_1WI、T_2WI 检查;当疑为血管性病变、肿瘤侵入颅内,或需确定肿瘤形态、大小及邻近组织的浸润范围时,尚需增强扫描。

二、正常影像表现

（一）鼻咽部

鼻咽部位于鼻腔后方,下止于软腭背面及后缘。前壁为鼻后孔及鼻中隔后缘;顶壁由蝶枕骨构成,与颅底关系密切;后壁为枕骨基底部及第一、二颈椎椎体;外壁为咽鼓管咽口、圆枕、咽隐窝。CT 和 MRI 检查,这些结构均清晰可见,并显示咽隐窝、咽鼓管圆枕和咽鼓管咽口两侧对称。此外,MRI 检查还可区分鼻咽黏膜、黏膜下层、外侧肌群及咽旁间隙等结构。

（二）口咽部

口咽部上起软腭,下至会厌游离缘。前方软腭下方为舌面,向后下续为舌根和会厌组织。CT 和 MRI 横断面可显示口咽黏膜、黏膜下咽缩肌、咽旁间隙、扁桃体、舌和口底等组织结构。

（三）喉咽部

喉咽部,又称为下咽部,上起会厌游离缘,下至环状软骨下缘,由下咽侧壁、两侧梨状窝及环后间隙组成。CT 和 MRI 横断面可清楚显示下咽后壁黏膜,黏膜下颈长肌群;两侧梨状窝多对称,大小一致,黏膜面光滑整齐,食管上端呈软组织密度结构,位于环状软骨及气管后方。

三、基本病变表现

（一）咽腔狭窄或闭塞

咽腔狭窄或闭塞可见于肿瘤、外伤及阻塞性睡眠呼吸暂停低通气综合征等病变。

（二）咽壁增厚或不对称

咽壁增厚或不对称,多见于炎症或肿瘤。

（三）异常密度、信号或肿块

咽腔或咽周异常密度、信号或肿块影,主要见于炎症或肿瘤。

（四）咽旁间隙异常

咽周间隙移位或消失,也多为炎症或肿瘤所致。

四、疾病诊断

（一）咽部脓肿

1.临床表现与病理　咽部脓肿依部位分为扁桃体周围脓肿、咽后脓肿、咽旁间隙感染或脓肿。急性脓肿多见于儿童,常因咽壁损伤、异物刺入、耳部感染、化脓性淋巴结炎等引起;慢性脓肿多见于颈椎结核、淋巴结结核。急性脓肿有全身性炎症反应、咽痛、吞咽和呼吸困难等,脓肿侵蚀血管可引起出血。

2.影像学表现

（1）CT平扫:表现为咽部软组织肿胀,密度较低;增强扫描,脓肿壁呈环状强化;若有气泡或液气平面可确定诊断(图1-7)。不同部位脓肿尚可见:①扁桃体周围脓肿表现患侧扁桃体增大,周围脂肪间隙模糊,咽腔受压。②咽旁脓肿可单侧发病,也可双侧发病,咽旁间隙受压变窄,颈动、静脉向外侧移位。③咽后脓肿显示颈椎前长条状略低密度影,结核脓肿有时可见脓肿壁钙化,也可并有颈椎骨质破坏及椎间隙狭窄、颈部淋巴结增大和坏死等改变。

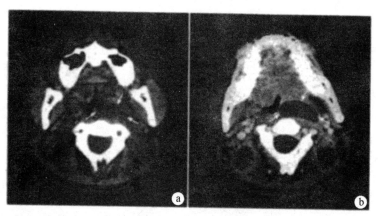

图1-7　咽部脓肿

a.CT平扫,横断位示左侧口咽部低密度区(↑),并双侧颈部多发囊性低密度区,口咽腔受压变形;b.CT增强,横断位示病灶呈环形强化(↑),并见双侧颈内静脉后方多个大小不等环形强化影

（2）MRI:①平扫,T_1WI见脓肿呈不均匀低信号,T_2WI呈高信号,周围组织器官受压移位。②增强检查,脓肿壁强化,脓腔无强化,脓肿范围显示更加清楚。

3.诊断与鉴别诊断　本病鉴别包括外伤血肿、咽部囊性淋巴管瘤、鼻咽血管纤维瘤等。

（1）血肿CT呈高密度,MRI T_1WI、T_2WI常呈高信号。

（2）囊性淋巴管瘤为儿童头颈部较常见疾病,范围较广,与脓肿改变不同。

（3）鼻咽血管纤维瘤常见于男性青少年,DSA检查可见血供丰富肿块,CT和MRI检查病变强化明显。

（二）咽部肿瘤

1.鼻咽癌

（1）临床表现与病理:鼻咽癌是我国常见恶性肿瘤之一。病理上,大多数为低分化鳞癌。

鼻咽癌以男性多见。临床表现主要有涕血、鼻出血、耳鸣、听力减退、鼻塞、头痛。晚期可引起视力障碍、视野缺损、突眼、复视、眼球活动受限;侵犯三叉神经、外展神经、舌咽、舌下神经时出现相应症状;颈淋巴结转移率高达80%。

(2)影像学表现

①CT:为鼻咽癌的首选影像检查方法。a. 平扫:表现患侧咽隐窝变浅、消失、隆起,咽顶、后、侧壁肿块突向鼻咽腔;同时常可见颈深部淋巴结肿大。b. 增强检查:病变呈不均匀明显强化。

随肿瘤进展,可向不同方向延伸、侵犯:a. 向前突向后鼻孔,侵犯翼腭窝,破坏蝶骨翼板及上颌窦、筛窦后壁进入眶内。b. 向后侵犯头长肌、枕骨斜坡、环椎前弓侧块,破坏舌下神经管。c. 向外侵犯咽鼓管圆枕、腭帆张肌、腭帆提肌、翼内肌、翼外肌,累及颞下窝、颈动脉鞘、茎突。d. 向上破坏颅底并经卵圆孔、破裂孔入颅累及海绵窦。e. 向下侵犯口咽、喉等。

②MRI:a. T_1WI 上肿瘤呈低至等信号;T_2WI 上呈等至高信号,同时还可见患侧乳突气房呈高信号表现,为分泌性中耳乳突炎。b. 增强检查,肿瘤发生强化,且常不均匀(图1-8)。MRI检查的价值在于能敏感地发现斜坡和海绵窦受累和下颌神经受侵等。

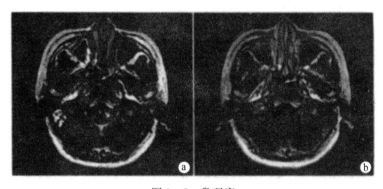

图1-8　鼻咽癌

a. T_2WI,横断位示鼻咽右侧壁黏膜明显增厚并形成肿块(↑),表面不光滑,鼻咽隐窝消失;b. T_1WI 增强,横断位示肿块(↑)不均匀轻中度强化

(3)诊断与鉴别诊断:鼻咽癌表现为咽部黏膜间隙肿块时,需要鉴别的病变有:①腺样体肥大:多发生于儿童及青少年,鼻咽顶后壁软组织对称性增厚,表面可不光滑,增强扫描均匀强化,其深面可见明显强化线影,代表完整的咽底筋膜,提示无鼻咽深层软组织侵犯。②鼻咽部非霍奇金淋巴瘤:可并有身体其他部位淋巴结增大;黏膜下肿块明显,常广泛累及咽部淋巴组织;增强 T_1WI 多为轻度强化。③小唾液腺恶性肿瘤:有时与鼻咽癌很难鉴别,但淋巴结转移少见。④此外,鼻咽癌侵及颅底时还应与颅底原发恶性肿瘤鉴别。

2.鼻咽血管纤维瘤　鼻咽血管纤维瘤又称为青少年出血性纤维瘤,多见于10~25岁男性。临床症状以进行性鼻塞和反复顽固性鼻出血为主,肿瘤较大时可压迫邻近鼻腔、鼻窦、耳、眼等结构而出现相应症状。鼻咽检查可见突向鼻咽腔的粉红色肿块,易出血。

（1）影像学表现

①CT：a. 平扫，表现为鼻咽腔软组织肿块，呈分叶状或不规则形，境界清楚，密度均匀；鼻咽腔狭窄变形；肿瘤可经后鼻孔长入鼻腔、鼻窦、眼眶、翼腭窝及颞下窝等；周围骨质可受压、吸收，蝶腭孔及翼腭窝开大。b. 增强检查，肿块多发生明显强化。

②MRI：a. T_1WI 上肿块呈略低信号，T_2WI 上呈高信号；瘤内可见低信号流空条状或点状影，称为"椒盐征"，颇具特征。b. 增强检查 T_1WI，肿瘤强化明显。

（2）诊断与鉴别诊断：本病需与腺样体肥大、鼻咽部淋巴瘤及鼻咽癌等鉴别。①腺样体肥大：见鼻咽癌鉴别诊断。②鼻咽部淋巴瘤：见鼻咽癌鉴别诊断。③鼻咽癌：为鼻咽腔不光滑肿块，常侵犯颈长肌、咽旁间隙，可发生颅底骨质破坏及咽后和颈深淋巴结转移。

（三）阻塞性睡眠呼吸暂停低通气综合征

1. 临床表现与病理　阻塞性睡眠呼吸暂停低通气综合征（OSAHS）是指患者睡眠时，由于上气道的塌陷阻塞引起的呼吸暂停和通气不足，伴有打鼾、睡眠结构紊乱、频繁发生血氧饱和度下降、白天嗜睡等病症。多导睡眠检测是诊断 OSAHS 的金标准，影像学检查的目的在于对咽腔阻塞处进行准确定位，以选择恰当的治疗方案。

2. 影像学表现　CT：成人 OSAHS 的阻塞部位可为：（1）鼻咽部，包括鼻中隔偏曲，鼻甲肥大，鼻息肉等。（2）口咽部，包括软腭体积大，与舌背接触多；悬雍垂过长，达到咽后区；舌体肥大，舌根淋巴组织增生。（3）喉咽部，表现为会厌肥大，杓会厌皱襞黏膜增厚等；咽旁及椎前软组织增厚，为脂肪组织过多沉积所致，其中以口咽部阻塞多见，深吸气末扫描阻塞最为明显，表现为咽腔前后径和横截面积明显减小，甚至闭合。

儿童 OSAHS 以腺样体及腭扁桃体肥大等咽淋巴组织增生常见，导致鼻咽及口咽上部气道狭窄。

3. 诊断与鉴别诊断　OSAHS 是由上气道周围组织结构的改变引起上气道狭窄，从而引发的一系列症状，CT 检查能够确定阻塞的部位，且易与邻近结构的肿瘤性病变相鉴别。

第五节　喉部疾病

喉部位于舌骨下颈前部，上通咽部、下接气管，是由软骨（包括甲状软骨、环状软骨、会厌软骨和成对的杓状软骨等）、肌肉、韧带、纤维结缔组织和黏膜等构成的锥形管状器官。喉腔分为声门上区、声门区（喉室）和声门下区。

一、检查技术

（一）CT 检查

受检者仰卧，取颈部侧位为定位像，扫描基线与喉室中线或与舌骨平行，采用横断面 2～5mm，自舌骨平面至环状软骨下 1cm 连续扫描。观察软组织采用软组织窗，加大窗宽有利于显示声带及喉室情况，观察软骨骨质情况采用骨算法。发现病变时行增强检查。

（二）MRI 检查

一般以横断面为主，辅以冠状面或矢状面，使用颈部线圈或头颈联合线圈，检查体位、扫描范围与 CT 相同,扫描基线平行于声带。在扫描范围的上、下方可使用空间预饱和带技术,消除来自颈部搏动血管伪影的干扰。

二、正常影像学表现

(一)CT 表现

横断扫描可清晰地观察会厌、喉前庭、杓会厌皱襞、梨状隐窝、假声带、真声带、声门下区的形态结构;骨窗显示舌骨、甲状软骨、杓状软骨、环状软骨的位置、形态及其关系,喉旁间隙的形态与密度,喉外肌肉、血管、间隙等结构。增强扫描喉黏膜明显强化。

(二)MRI 表现

可直接显示喉部矢面、横断面和冠状面的影像,喉软骨在未钙化前在 T_1WI、T_2WI 呈中等信号,钙化后呈不均匀低信号;喉肌 T_1WI 及 T_2WI 呈偏低均匀信号;喉黏膜在 T_1WI 呈中等信号,T_2WI 呈明显高信号;喉旁间隙在 T_1WI 及 T_2WI 均呈高信号影;喉前庭、喉室和声门下区则均呈极低信号。

三、基本病变表现

(一)喉腔狭窄或闭塞

见于肿瘤、外伤、声带麻痹等病变。喉部放疗后,软组织的坏死和纤维化可发生萎缩和气道狭窄。

(二)喉壁增厚或喉周异常密度影

见于炎症、肿瘤。炎症可见声带的增厚、肿胀,肿瘤可见局部不规则软组织增厚或肿块,并可引起喉腔变形。

(三)喉周间隙的移位或消失

见于炎症、肿瘤。恶性肿瘤可侵犯喉旁间隙,表现为低密度的脂肪消失,代之以等密度或高密度的软组织影。

(四)喉软骨形态与密度的改变

肿瘤可使钙化的喉软骨发生破坏,是诊断肿瘤的一个重要征象。

四、疾病诊断

(一)喉癌

1.临床表现与病理 喉癌是喉部常见的恶性肿瘤,我国东北地区发病率最高,占全身恶性肿瘤的 5.7%~7.6%,多见于 50~70 岁的中老年人,93%~99% 为鳞癌。喉癌好发于声带,声门区喉癌最为常见,其次为声门上区,声门下区最少。临床表现为喉异物感、喉痛、声音嘶哑、呼吸困难、喉部肿块、淋巴结肿大等。

2.影像学表现

(1)CT 表现:显示病变呈软组织密度,CT 上密度不均匀,可合并坏死或溃疡。肿瘤突向喉腔内(图 1-9a),压迫梨状隐窝使其变小消失。肿瘤通过前联合侵犯对侧声带或喉旁间隙内,破坏甲状软骨板,侵犯喉外肌群。增强扫描,肿瘤实质部分强化明显(图 1-9b),同时 CT

还可显示颈部间隙内肿大的淋巴结。

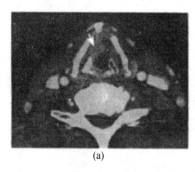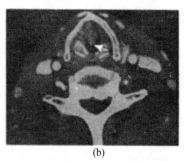

(a)　　　　　　　　　　(b)

图 1—9　右侧声门型喉癌

(a)增强 CT 横断面,示右侧声带全段结节样增厚(白箭头);(b)肿瘤强化并向下侵入声门下腔(白箭头)

(2)MRI 表现:肿瘤在 T_1WI 上为低信号,在 T_2WI 上为稍高信号,如有坏死则表现为高信号。增强扫描肿瘤实质部分强化明显。MRI 检查能更加准确显示肿瘤累及的范围。

3.诊断与鉴别诊断　喉癌在喉镜下可以诊断,并可以在喉镜下直接取活检获得病理诊断。影像检查主要为了临床分期。CT 为首选检查,MRI 可进一步检查了解病变大小、范围、周围组织浸润情况。检查时主要观察:(1)喉黏膜改变,如结节样增厚及黏膜下浸润。(2)喉旁间隙和喉周间隙是否浸润。(3)有无喉软骨破坏。(4)有无颈部淋巴结及其他远处转移。鉴别诊断包括喉水肿、声带息肉、乳头状瘤、喉结核、喉淀粉样变等。喉水肿,表现为黏膜弥漫增厚,边缘光滑,两侧较对称,喉功能活动无明显变化。声带息肉和乳头状瘤,多见于声带前端,病变限于黏膜表面,不侵犯深层组织。喉结核,病变常双侧弥漫累及喉部多个结构,病灶易发生干酪样坏死,不破坏喉软骨,增强扫描为不均匀斑点状强化。喉淀粉样变,为淀粉样物质喉的沉淀,CT 表现为喉内软组织局限性或弥漫性增厚,黏膜相对光滑,并有不同程度的钙化和骨化。

(二)喉外伤

1.临床表现与病理　喉外伤是指由于医源性或暴力性损伤导致的喉部组织结构破损、出血、呼吸困难及声音嘶哑或失声等病症。(1)医源性喉外伤指诊疗过程中如内镜、气管插管操作不当及放射治疗等引起的喉损伤;插管引起的声音嘶哑,多提示杓状软骨脱位;长期放置喉气管插管,可导致声门或声门下区瘢痕性狭窄;放射治疗可导致喉软骨坏死,喉轮廓改变,出现吸气性呼吸困难。(2)暴力性损伤常表现为出血、水肿、喉软骨骨折、杓状软骨脱位,出现软组织内气肿等。

2.影像学表现　喉外伤后及时行影像学检查很重要,其中 CT 是主要检查技术。

(1)医源性喉外伤:CT:①杓状软骨脱位:横断位示患侧声带内移,杓状软骨向内后移位,环杓关节内外间隙不等宽;矢状位示杓状软骨向前倾斜,环杓关节面不平行,关节间隙宽窄不一。②声门及声门下瘢痕:声门或声门下有条索状影;气道变形、狭窄。③喉软骨坏死:甲状软骨板断裂,断面彼此重叠,喉腔黏膜增厚,喉腔变形。

22

（2）暴力性喉外伤：CT：①出血和水肿均表现为黏膜弥漫增厚，喉旁间隙密度增高。②喉软骨骨折表现为软骨断裂、移位，其中以甲状软骨及环状软骨多见。③软组织内气肿表现为邻近皮下或间隙内不规则气体密度影。

3.诊断与鉴别诊断　对于喉外伤，CT检查能够明确喉软骨损伤的位置、形态，有无异物残留，损伤的范围，血肿的部位和大小以及气道受压变窄的情况等，有利于临床及时采取有效的治疗方案。

第六节　口腔颌面部疾病

一、检查技术

（一）CT检查

采用横断面，从下颌骨下缘至颞颌关节，5mm层厚连续扫描，软组织窗观察，必要时观察骨窗。近来，直接冠状面扫描应用越来越多，从上颌骨前缘至下颌骨后缘，临床价值渐受重视。

（二）MRI检查

检查方位包括横断面（常用）、冠状面或矢状面，采用头线圈或表面线圈。常规MRI序列包括SE序列T_1WI、T_2WI和压脂T_2WI层厚为4～5mm，层间隔为1mm。还可进行特殊MRI检查，如动态增强MRI、弥散加权成像、MRS、MRA等。

二、正常影像学表现

（一）牙齿

CT显示牙齿的横断面影像，各层结构显示更加清晰。MRI T_1WI、T_2WI上牙髓和骨松质呈高信号，其他骨质呈低信号。

（二）上颌骨

上颌骨分体部和四个突起。体部呈锥形，内含上颌窦。四个突起为额突、颧突、腭突和牙槽突。CT横断面可分别在连续层面的骨窗像上观察上颌骨各部的形态及结构。MRI T_1WI、T_2WI显示松质骨即骨髓呈高信号，皮质骨呈低信号。

（三）下颌骨

下颌骨由体部和升支组成，其交界处为下颌角。下颌骨体部上缘为齿槽骨，体部有下颌管。升支包括喙突和髁状突，升支中部舌侧面有下颌孔。CT和MRI可清晰显示下颌骨各部分结构。

（四）舌与口底

CT平扫舌体呈中等均匀密度，舌根部边缘圆滑整齐；口底肌群呈束状，止于下颌颏部。MRI T_1WI、T_2WI可显示舌肌的形态，并进一步显示舌体纵肌和横肌的肌纤维走行、舌黏膜的厚度、口底肌群及间隙。黏膜在T_2WI呈高信号。

三、基本病变表现

(一)形态改变

颌骨可有变形、增大、缩小甚至消失,通常提示面部畸形、肿瘤等病变的存在。

(二)位置改变

指正常颌面部各结构发生移位,表现为上下左右及前后位置的改变,通常提示有占位性病变或畸形。

(三)骨质改变

骨质中断为骨折所致,骨质破坏提示恶性肿瘤或转移瘤等。

(四)异常密度

表现为低密度,提示含脂肪性病变或积气,等密度多见于炎性或肿瘤性病变,高密度见于骨瘤、钙化等。

四、疾病诊断

(一)造釉细胞瘤

1.临床表现与病理　造釉细胞瘤又称成釉细胞瘤,是发生在颌骨内最常见的牙源性肿瘤,主要来源于牙板残件,或有齿囊肿壁的多功能上皮细胞。多见于 20~40 岁青壮年,男女无明显差异,约 80% 发生于下颌骨。生长缓慢,呈无痛性,初期无症状,后期颌骨膨大、面部畸形,牙齿松动、移位或脱落。肿瘤较大时,可产生吞咽、咀嚼、语言、呼吸障碍。肿瘤虽为良性,但有局部侵袭性,肿瘤切除后可复发,也可恶变。病理上,造釉细胞瘤可为实质性、囊性或囊实性,具有单房型和多房型两种生长类型,多房型多见,好发于下颌支,多呈囊实性。

2.影像学表现

(1)CT 表现:肿瘤的囊性部分呈低密度(图 1—10),实质成分、间隔和囊壁呈等密度,可强化。当继发病理性骨折时,CT 显示的敏感性优于平片。

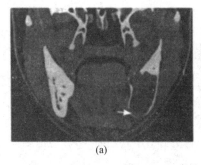 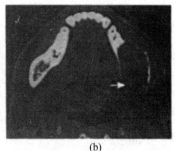

图 1—10　囊性造釉细胞瘤

(a)CT 冠状面软组织窗,示左下颌骨磨牙区膨胀性骨质破坏,内呈囊性低密度;(b)CT 横断面骨窗,示上颌骨骨皮质变薄(白箭头)

(2)MRI 表现:T_1WI 上,囊性成分呈低信号,实质成分呈等低信号;T_2WI 上,囊性呈高信号,实质区和囊壁呈等信号。肿瘤内如含牙,则在 T_1WI、T_2WI 均为低信号。增强后,囊壁、间隔、实质部分均可强化。肿瘤膨胀性生长可致病灶壁菲薄,但周围多无或仅有轻度骨质硬化带,如继发感染,可出现明显骨质增生硬化。当肿瘤生长速度增快,多房型者原有的骨性间隔破坏消失,骨皮质破坏,为肿瘤恶变征象。

3.诊断要点　好发于下颌磨牙和升支的囊性或囊实性病灶,呈单房或多房膨胀性生长,偏向唇颊侧,邻牙牙根常被侵蚀吸收。鉴别诊断包括牙源性囊肿和颌骨巨细胞瘤等,前者囊肿形态多规整,呈边缘光滑锐利的类圆形,无牙根受累。

(二)口腔癌

1.临床表现与病理　口腔癌是发生在口腔的恶性肿瘤之总称,大部分属于鳞状上皮细胞癌,即所谓的黏膜发生变异,是头颈部较常见的恶性肿瘤之一,其中舌癌最为常见。舌癌临床表现为舌痛,肿瘤表面溃疡。病变发展引起舌运动受限,涎液多,进食、言语困难。

2.影像学表现

(1)CT 表现:肿瘤呈低密度,境界不清,侵犯舌根时局部不规则膨突,不均匀强化,常见颈部淋巴结肿大。

(2)MRI 表现:T_1WI 呈均匀或不均匀低信号,境界不清;T_2WI 呈明显高信号。Gd－DT-PA 增强肿瘤呈不均匀强化。同时伴颈淋巴结肿大。

(三)腮腺肿瘤

1.临床表现与病理　腮腺肿瘤90%来自腺上皮,良性者以混合瘤多见,多位于腮腺浅部;恶性者以黏液表皮样癌多见。良性病史长,可达 30 余年,无痛性包块,肿块质软,边界清楚;恶性病史短,侵犯神经,引起疼痛和面神经麻痹,侵犯咀嚼肌群发生张口困难。

2.影像学表现

(1)CT 表现:良性肿瘤呈圆形或分叶状边界清楚的等或稍高密度影,轻至中等强化;恶性肿瘤呈境界不清稍高密度影,其内密度不均匀,呈不均匀强化,以及下颌骨骨质破坏,常合并颈部淋巴结肿大。

(2)MRI 表现:T_1WI 肿瘤呈低至中等信号,T_2WI 呈高信号。良性边界清,呈圆形或分叶状;恶性呈不规则状,伴淋巴结肿大。良性肿瘤强化较均匀者居多;恶性肿瘤不均匀强化者居多,转移淋巴结呈均匀或环状强化。

3.诊断与鉴别诊断　鉴别诊断包括下颌骨升支肿瘤、咽旁间隙肿瘤、淋巴瘤、淋巴结核、腮腺转移瘤等。

第七节　颈部疾病

一、检查技术

颈部是连接头与躯干的枢纽,解剖结构复杂,影像学在颈部病变的定性及分期方面已成为必不可少的检查手段。

(一)CT 检查

颈部各种肿瘤及肿瘤样病变的基本检查方法，能明确病变的部位、大小、范围及有无颈部肿大淋巴结，尤其对肿瘤性病变的分期及疗效评估有重要价值。颈部 CT 常规 2～5mm 连续扫描，选择软组织窗观察颈部各软组织结构，必要时选择骨窗观察颈椎或颈部软骨结构。螺旋扫描可进行三维重建 MPR、MIP 等技术，显示喉咽部、甲状腺、甲状旁腺及颈部间隙的冠状面和矢状面，更直观地显示颈动脉影像。

(二)MRI 检查

采用颈部正交线圈、SE 序列，常规选用横断面 T_1WI、T_2WI，及冠状面（必要时加矢状面）T_1WI，层厚 3～5mm，层间距 0.3～1mm。发现病变时行增强检查。

二、正常影像学表现

颈部解剖复杂，除甲状腺和甲状旁腺，还包括皮肤、皮下、肌肉、血管、神经、淋巴结、筋膜结缔组织等。颈部筋膜将上述结构分隔成 12 个间隙，分别为舌下间隙、颌下间隙、咀嚼肌间隙、颊间隙、腮腺间隙、颈动脉间隙、颈后间隙、咽黏膜间隙、咽旁间隙、咽后间隙、脏器间隙及椎前（椎旁）间隙，相邻的间隙之间有的可以相互沟通，病变也可以沿间隙蔓延扩散。筋膜在正常影像上不显影，神经、血管、淋巴结位于颈部各间隙内。

(一)CT 表现

CT 平扫可分辨颈部软组织，皮下脂肪呈较均匀低密度影，肌肉、血管、神经、淋巴结均呈中等密度，筋膜不能分辨。各组织间有结缔组织、脂肪组织充填，呈低密度。CT 增强可观察血管形态和走行。CT 平扫因甲状腺内碘成分蓄积致甲状腺密度明显高于肌肉组织，密度均匀，境界清楚，CT 强化扫描腺体均匀明显强化。

(二)MRI 表现

MRI T_1WI、T_2WI 上皮下脂肪均呈高信号强度，肌肉、神经、淋巴结呈中等信号，动脉、静脉呈流空信号，各间隙内脂肪结缔组织呈高信号。MRI T_1WI 和 T_2WI 甲状腺均呈中等偏高信号。甲状旁腺正常时因腺体较小难以显示。

颈部淋巴结分为七区，Ⅰ区即颏下及颌下淋巴结，位于颏下及颌下三角区内；Ⅱ区即颈内静脉链上组，位于颈内静脉周围；Ⅲ区即颈内静脉链中组，位于舌骨至肩胛舌骨肌水平；Ⅳ区即颈内静脉链下组，位于肩胛舌骨肌（环状软骨下缘）至锁骨水平；Ⅴ区即颈后三角区淋巴结，即胸锁乳突肌后缘、斜方肌前缘及锁骨构成的三角区内的淋巴结；Ⅵ区即中央区淋巴结，包括喉前、气管前和气管旁淋巴结；Ⅶ区即上纵隔淋巴结。

三、基本病变表现

(一)淋巴结肿大

一般正常淋巴结小于 5mm，5～8mm 提示可疑淋巴结增大，大于 8mm 则认为是淋巴结增大，常见于炎症、结核、转移瘤、淋巴瘤等。CT 为等密度肿块，位于颈部各间隙内，强化后均匀、不均匀或环形强化。T_1WI 呈较低信号、T_2WI 呈较高信号。颈部淋巴结全面准确地显示，对恶性肿瘤的分期具有重要价值。

（二）软组织肿块

见于各种肿瘤、炎症,如颈部原发性肿瘤与转移性淋巴结增大均可表现为颈部的软组织肿块。

（三）正常结构移位

见于各种占位性病变,可造成相邻脂肪间隙的受压和推移。

（四）气管、血管狭窄闭塞

见于外伤、肿瘤、气管软骨坏死等。

四、疾病诊断

（一）颈动脉体瘤

1.临床表现与病理　颈动脉体瘤位于舌骨水平,颈总动脉分叉部后上方,呈椭圆形,纵径5mm,借 Mayer 韧带与动脉外膜相连。颈动脉体瘤为副神经节瘤,女性多见,好发于中年,临床较少见。临床表现颈部肿块、头晕、头痛,可合并迷走神经压迫症状如声音嘶哑、呛咳,及交感神经压迫症状如霍纳综合征或舌下神经功能障碍。

2.影像学表现

（1）CT 表现:为颈动脉分叉处圆形、边界清晰中等密度肿块,增强后肿瘤明显强化,密度与邻近的血管相仿。颈动、静脉受压移位,颈内、外动脉分叉角度增大。瘤周可见小的供血动脉及引流静脉,可使颈静脉孔扩大,呈浸润性骨破坏。

（2）MRI 表现:MRI T_1WI 呈与肌肉相仿的均匀中、低信号,有时可见高信号的出血灶。T_2WI 呈中、高信号,其内可见流空的肿瘤血管,形成"椒盐"征。增强扫描 T_2WI 见肿瘤明显强化。MRA 像示颈外动脉与颈内动脉分离现象。

3.诊断与鉴别诊断　颈动脉间隙软组织肿块,增强后明显强化,应首先想到本病。选择性颈动脉造影对诊断有重要价值,但属有创性检查。CT 增强扫描、MRI 对肿瘤及其血管的关系显示甚佳,是本病的主要检查方法。鉴别诊断包括神经纤维瘤、神经鞘瘤、淋巴结肿大、血管瘤等。

（二）甲状腺肿

1.临床表现与病理　结节性甲状腺肿是单纯性甲状腺肿的一种常见类型,常为甲状腺激素合成不足,引起垂体促甲状腺激素增多,刺激甲状腺滤泡上皮增生,滤泡肥大所致,一般不伴有明显的功能异常,多见于缺碘地区。约有 3% 伴有甲状腺癌。体检偶然发现或表现为颈前无痛性肿块,较大时可有气道压迫症状。

2.影像学表现

（1）CT 表现:甲状腺内多个、散在、规则的低密度结节,病变边缘大多清晰,即使肿物很大,与邻近的气管结构仍有脂肪间隙相隔,无明显侵犯或浸润征象。病变内常有钙化,少有淋巴结肿大。

（2）MRI 表现:结节无包膜,边界多清楚,信号不均匀,其形态、信号取决于内部的结构。病变为长 T_2 信号,T_1 信号强度则根据胶体中蛋白质含量而定,信号由低信号到高信号不等,钙化斑为无信号区。

3.诊断与鉴别诊断 高频 B 超扫描是检查甲状腺疾病的常规检查方法。对于肿物较大需评估病变与周围重要器官关系时,应采用 CT 扫描。MRI 主要应用于评价病变范围及与动脉、气管、食管及周围肌肉的关系。鉴别诊断包括桥本氏甲状腺炎、甲状腺癌、淋巴瘤。

(三)甲状腺肿瘤

1.临床表现与病理 甲状腺肿瘤分为良性、恶性,良性主要为腺瘤,占甲状腺疾病的60%;恶性为甲状腺癌,占头颈部肿瘤的 34.2%,以乳头状癌为常见。以 20~40 岁女性多见。各种甲状腺癌主要表现为颈前无痛性肿物,当肿物较大时可引起声音嘶哑、痰血、吞咽困难、呼吸困难等症状,乳头状癌约 60% 发生颈部淋巴结转移。

2.影像学表现

(1)CT 表现:腺瘤表现为圆形、类圆形境界清楚的低密度影(图 1—11);癌则呈形态不规则、边界不清的不均匀低密度影,其内可见散在钙化及更低密度坏死区,病变与周围组织分界不清,颈部淋巴结肿大。腺瘤动脉期明显强化,癌则不均匀明显强化,转移淋巴结多呈环状强化。

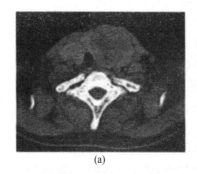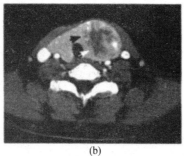

(a)   (b)

图 1—11 甲状腺腺瘤

(a)CT 横断面平扫,示左侧甲状腺肿块,密度较均匀,边界清楚,气管受压向右侧轻度移位;(b)CT 横断面增强,示肿块内不均匀明显强化,有包膜(白箭头)

(2)MRI 表现:MRI T_1WI 上肿瘤呈中、低信号,如有出血可呈高信号;T_2WI 上信号明显增高,均匀或不均匀。腺瘤可见到完整的低信号晕环(包膜),其厚薄不一,癌则偶尔有不完整的包膜。

3.诊断与鉴别诊断 对于肿物较大需评估病变与周围重要器官关系时,应采用 CT 扫描。MRI 主要应用于评价病变范围及与动脉、气管、食管及周围肌肉的关系。甲状腺腺瘤常表现为:甲状腺内单发囊性或实性结节或肿物,有包膜,边缘锐利,与周围组织常有脂肪间隙相隔,颈部无明显淋巴结肿大。甲状腺癌表现为:甲状腺内不规则,高密度区内混杂不规则低密度病灶,形态不规则,边缘模糊,病灶内可出现囊性变,有颗粒状钙化及颈部或纵隔肿大的淋巴结。

第二章 中枢神经系统疾病影像诊断

第一节 先天性颅脑发育畸形及发育障碍

一、小脑扁桃体延髓联合畸形

本病又称 Chiari 畸形,为后脑先天性发育异常。扁桃体过长、变形,经枕大孔疝入上段颈椎管,延髓和第四脑室可同时向下延伸。常伴脊髓空洞症、脊髓纵裂、脑积水和颅颈部畸形等。

(一)病理

可分为以下四型:

1. Ⅰ型 多见。最可能的发病机制是胚胎枕节发育不良导致后颅窝狭小,难以容纳正常发育的后脑,使小脑扁桃体下疝。小脑扁桃体与小脑下部疝入颈椎管上端,无延髓移位。一般认为小脑扁桃体下端低于枕大孔≥5mm 为下疝,<3mm 为正常,二者之间临床意义不确定。通常不伴其他畸形,临床可无症状,或有轻度运动障碍和小脑症状。

2. Ⅱ型 最常见。小脑扁桃体和蚓部同时疝出枕大孔,脑桥下部及延髓下移,第四脑室延长。几乎总是伴有某种神经管闭合不全如脑膜膨出、脊髓脊膜膨出(腰骶部多见)、脑积水和脊髓空洞症。常有上述 Ⅰ型症状。

3. Ⅲ型 十分罕见。为 Ⅱ型伴有低枕部或高颈部脑膜脑膨出,临床症状较 Ⅱ型更严重。

4. Ⅳ型 非常罕见。伴有严重的小脑发育不良,结构独特,可能不单独存在。该型归为小脑发育不良可能更合适。

(二)临床表现

本病可无症状,尤其畸形轻者可无,也可直到成年甚至 50～60 岁始有症状。神经损害症状主要是颅神经和颈神经受损、延髓和上颈髓受压,可有小脑症状、颅内高压及脊髓空洞症表现。

(三)CT 表现

CT 可显示下列特征:(1)小脑扁桃体、小脑蚓部及小脑、脑干和第四脑室下移。(2)脑积水。(3)大脑镰和天幕发育不良。(4)部分脑组织过度增生或脑发育异常导致脑室系统畸形。(5)后颅窝内容物的挤压引起的颅骨和蛛网膜下隙的改变。但只有通过脑池造影 CT 扫描或 MR 显示扁桃体下移、其下端变尖才能明确诊断。

二、胼胝体发育不全

胼胝体发育不全是神经系统较常见的先天性发育异常,包括完全性和部分性胼胝体发育不全。胼胝体各部分的正常发育顺序为:膝部、体部、压部、嘴部,完全性胼胝体发育不全即胼胝体各部均未发育;部分性胼胝体发育不全时,膝部及体部常发育完成,压部和嘴部常缺如。约50%的胼胝体发育不全可以合并其他先天发育异常,如脂肪瘤、灰质异位、脑裂畸形、脑膨出及Dandy Walker畸形等。

（一）病因病理

胼胝体在妊娠12~20周时形成。本畸形偶然发病,病因一般不明,多为先天性。在某些病例中,母体的血管性、外伤性、中毒性或感染性损伤为致病因素。产期缺血缺氧性损害也可引起获得性胼胝体发育不全。本病可为全部或部分缺如,常伴发其他畸形(最高达50%),如前脑无裂畸形、多微脑回、厚脑回、灰质异位、脑小畸形、视隔发育不良、胼胝体脂肪瘤或纵裂池蛛网膜囊肿等。

（二）临床表现

临床症状各不相同,视伴发的其他神经系统畸形而定。许多患者可无症状或仅有轻度视觉障碍,或有交叉触觉定位障碍而智力正常,严重者可有癫痫和智力不全。

（三）CT表现

由于胼胝体完全或部分缺如而表现不一。可见纵裂池前部明显向后伸展,靠近第三脑室前壁。侧脑室额角和体部间距增大,而且两侧脑室平行分离,并可见其内壁呈弓形外突,冠扫额角呈"八"字形分离。枕角不对称性扩大(憩室),第三脑室轻度扩大并上移。正常时,两侧脑室的脉络丛常在室间孔间会聚,并形成45°~70°夹角。本病此夹角多<40°(图2-1),有时可见半球间裂(纵裂池)的蛛网膜囊肿等畸形。本病应注意与脑室周围白质软化症(PVL)相鉴别。

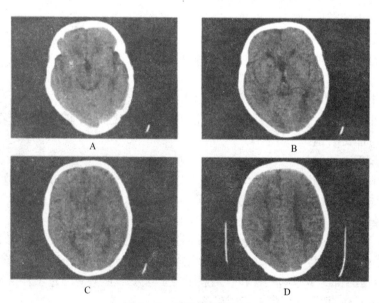

图2-1 胼胝体发育不全

A~D为同一患者,可见纵裂池前部明显向后伸展,靠近第三脑室前壁;第三脑室轻度扩大并上移;侧脑室额角和体部间距增大,两侧脑室平行分离

三、视隔发育不良

本病罕见,主要是透明隔发育不全,常见于先天性垂体性侏儒,可能是脑叶型前脑无裂畸形的轻度形式。

(一)病理

透明隔发育不全,有原始的视泡及视交叉、视神经,漏斗发育不全而使视神经孔狭小。

(二)临床表现

视隔发育不良患者可以表现为视力障碍,多在眼科检查时发现视盘发育不良而怀疑该病。部分患者的视力可以正常,2/3 的患者有下丘脑垂体功能异常。由于生长激素和促甲状腺激素的分泌减少,患儿生长迟缓。一半以上的患者出现癫痫。由于视隔发育不良可以合并其他的脑部畸形,如脑裂畸形、脑灰质异位、垂体后叶的发育不全或缺如,脑白质发育不全、胼胝体发育不全、脑膨出、Chiari Ⅱ 型畸形等先天性畸形,因此可以有各种相应的临床表现。部分患者因为嗅球或嗅束缺如而发生嗅觉缺失。

(三)CT 表现

透明隔缺如,额角在横断面呈倒三角形或盒状。严重者可见视神经、视交叉细小,视神经管小和视交叉位置异常,视交叉和下丘脑发育不全使鞍上池扩大。

四、透明隔发育异常

透明隔是一厚 1.5～3.0mm 的双层半透明膜,上起胼胝体的体部、膝部和嘴部,向下延伸至穹窿的表面,前后伸延从终板、胼胝体的嘴至胼胝体的压部。它含有一定数量的胶质细胞、散在的神经元和神经纤维。这些神经纤维构成了海马回和下丘脑之间的重要联系,且是中继下丘脑到海马回、杏仁核、缰核和脑干网状结构的内脏信息的相关中心及边缘系统到脑干网状结构的重要环路。所以,它参与意识、睡眠以及环境作用所表现出来的情绪反应,例如饮食、性活动等,并有助于精神活动的自我平衡。透明隔发育异常(agenesisoftheseptumpel lu-cidum)是指胚胎期透明隔发育或融合异常。透明隔间腔和威氏(vergae)腔属于正常变异,透明隔缺如和透明隔间腔囊肿属于发育畸形。

(一)临床表现

透明隔间腔囊肿临床可无症状,亦可出现一些非特征症状,如锥体束征阳性、癫痫等。透明隔缺如者,可伴智力发育异常。

(二)病理基础

两侧脑室间的薄膜状结构如缺如,则两侧脑室相通形成单脑室,为透明隔缺如。如胚胎期透明隔融合不全,即形成透明间腔。若室间孔闭塞,透明隔间腔积液过多,壁向外膨隆突出,则形成透明隔间腔囊肿。

(三)CT 表现

透明隔疾病有:(1)透明隔间腔:即第五脑室。(2)透明隔缺如:原发或继发。(3)透明隔囊肿:与第五脑室并无严格界限,表现囊壁向两侧突出而不是平行,宽达 10mm 以上,并可引起室间孔狭窄导致脑积水,邻近神经组织受压而引起神经功能障碍。当宽径<5mm 时,则不

出现症状(图2-2)。(4)肿瘤:罕见,如星形细胞瘤、少突胶质细胞瘤、室管膜瘤和成星形细胞瘤,近来亦有亚室管膜瘤、局限性脂肪瘤的报道。(5)血管瘤。(6)钙化。(7)移位。(8)萎缩。

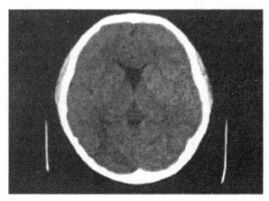

图2-2 透明隔囊肿

透明隔区囊状水样密度灶,囊壁向两侧突出,宽达12mm

五、脑裂畸形

脑裂畸形(schizencephaly)属于神经元移行异常疾病。在胚胎神经元移行过程早期,遗传性或获得性等原因导致生殖基质(产生神经母细胞的部位)节段性形成障碍,或已形成的神经母细胞不能正常移行,造成相应部位处于大脑半球内出现裂隙状缺损。其发生部位可以限于单侧半球(约60%),也可以双侧半球同时存在(约40%),裂隙可对称或不对称。约50%合并多小脑回畸形、灰质异位或透明隔缺如等。

(一)病因病理

有学者认为,妊娠第2个月出现的病理干扰可造成脑壁某部位生发基质层不能正常发育,致使神经元移行不能发生或过早停下来而导致脑裂畸形。其主要病理改变为大脑半球内有自脑表面向内延伸达室管膜下的横行裂隙,邻近皮层卷入衬于裂隙两侧,其表面的软脑膜与室管膜融合形成软脑膜室管膜缝。脑裂畸形可分为闭合型和分离型两型,常合并透明隔缺如、胼胝体发育不良及其他神经元移行异常等畸形。

(二)临床表现

可以出现癫痫、运动障碍、智力低下及发育迟缓等。临床表现的轻重及生存的时间与脑裂畸形的类型及累及部位有密切关系,其中闭合型脑裂畸形临床表现较轻,预后较好。

(三)CT表现

大脑半球表面有单侧或两侧的裂隙,从脑表面延伸到室管膜下区。脑皮质沿裂隙内折,居裂隙两侧,多位于中央前后回附近。根据其表现可分为两型:(1)Ⅰ型:即融合型(或称闭唇型)脑裂畸形,裂隙关闭不与侧脑室相通,但脑室壁可有憩室样突起。(2)Ⅱ型:即分离型(或称开唇型)脑裂畸形,特点为内折的皮质分离,形成较大裂隙并多与侧脑室相通,且脑室壁在内压作用下外突,形成憩室。

（四）鉴别诊断

1.脑穿通畸形　为大脑成形后的损害（坏死腔），多呈圆形，无脑皮质沿囊肿壁内折为鉴别要点。有时鉴别困难，但穿通畸形的两缘向病灶外方突出，而分离型脑裂畸形两缘向内突出有助于鉴别。

2.孤立性灰质异位　当融合型裂隙不明显时应注意与其鉴别。脑裂畸形皮质柱内端相邻的侧脑室外壁常有憩室状突起，外端脑表面有楔形凹痕，可与其相鉴别。

六、灰质异位

灰质异位（gray matter heterotopia）属于神经元移行异常类疾病。在胚胎神经母细胞向皮层移行过程中，由于遗传性或获得性等各种原因使正常的移行中断，导致神经元在异常部位的聚集和停留，包括室管膜下、白质内或皮层下，灰质异位可发生在单侧或双侧，局限或弥漫，可对称或不对称。灰质异位可以合并脑裂畸形、胼胝体发育不全或其他先天性异常。

（一）病因病理

原因不明，可能与遗传性、血管性、感染性、环境因素（中毒、辐射、胎儿酒精综合征等）等有关。病理上根据异位灰质灶是否与室管膜相连分为室管膜下型和非室管膜下型，根据病变范围又可分为局灶性和弥漫性。弥漫性90％为女性，往往具有家族史。本病还可伴有其他畸形。

（二）临床表现

与脑裂畸形或其他先天畸形并存时，临床表现较重；单纯的灰质异位可以无临床表现或仅有癫痫，在灰质异位中生存时间最长，预后相对最好，带状型灰质异位表现较重，常伴难治性癫痫，预后相对较差。

（三）CT表现

白质内有与灰质密度相等的异常影，增强扫描密度与灰质一致。本病有多种分型方法，通常可分为以下三型。

1.结节型　呈结节状分布于侧脑室旁，并可突向脑室。

2.板层型　不规则分布于白质内。

3.带状型　呈带状分布于白质或皮层下（是最严重的类型，常伴有难治性癫痫，预后相对差）。

前两型可单发或多发、单侧或双侧，灰质结节直径1～30mm，无水肿和占位效应。带状型多分布对称，且表面脑回多正常，故较难分辨，易漏诊。

七、脑穿通畸形

脑穿通畸形（porencephaly）也称孔洞脑。根据大脑受损的时间不同，可导致不同的病变。如果病损出现在妊娠26周之前，则损伤生殖基质造成脑裂畸形；在妊娠中期（25～26周）之后各种原因造成损伤，导致已经发育的脑实质内出现继发空腔，则出现脑穿通畸形；如果病损出现更晚（晚期妊娠围期及出生后），则造成脑软化。

（一）病因病理

有先天性和获得性之分。先天性病因不明,可能与胎儿期血管闭塞或发育畸形有关;获得性是由于外伤、感染、缺氧、血管疾病引起正常脑组织坏死液化。缺损边缘为胶质瘢痕,不含神经细胞。

（二）临床表现

依病变范围而定,可表现运动障碍、癫痫等。

（三）CT 表现

脑实质内巨大的脑脊液密度样囊肿,界限清楚,增强扫描无强化。与脑室或(和)蛛网膜下隙相通是诊断的关键,同侧侧脑室一般相应扩大(图 2－3)。

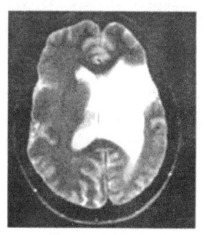

图 2－3　脑穿通畸形

八、结节性硬化症

结节性硬化(tuberoussclerosis,TS),也称 Bourneville 病。是一种常染色体显性遗传性疾病,其遗传基因位于 9q32－34 区域,另有部分患者是由第 11 对染色体的基因突变所致。发病率为 1：(10 000～50 000)。

（一）病理

病理特征为皮质结节、白质内异位细胞团和脑室内的小结节。结节可发生于皮质、室管膜下,皮质结节最常位于额叶,其次枕叶,偶见于基底节、丘脑、小脑和脑干。皮质结节内含有细胶原纤维、奇异的胶质细胞或不典型的神经元,多数有钙化。脑白质内异位细胞团也是由胶质细胞和神经节细胞组成。室管膜下结节最易钙化,易伴发室管膜下巨细胞型星形细胞瘤,也可伴有视网膜的错构瘤及其他内脏肿瘤。皮质腺瘤由皮质腺、结缔组织和血管组成,但国外有学者认为面部多发的不是皮脂腺瘤,无皮脂腺样结构,而是血管纤维瘤。

（二）临床表现

典型的三联征如下:(1)皮质腺瘤占 90％。(2)癫痫发作。(3)智力低下。但是,三者不一定同时出现。皮质腺瘤主要位于面颊、鼻、额或两耳处,为对称散发、针头大小、黄红色透亮的坚硬蜡状丘疹。本病还可有眼、心、肾、肺、骨骼病变。

（三）CT 表现（图 2－4）

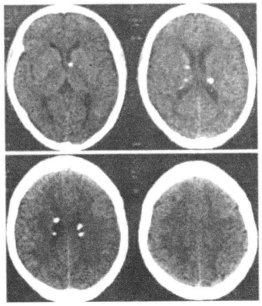

图 2－4　结节性硬化症

1.皮质结节　可见脑回扩大、增宽,结节呈密度,周围为等密度厚皮质围绕。一般无强化,故有人称为空心型病灶。此外,还可呈"H"形皮质结节（低密度病灶中间有一等密度横道）和高密度团块。

2.室管膜下结节　位于脑室边缘,50％以上双侧对称多发,结节大小不等,部分钙化,未钙化部分强化著。

3.室管膜下区星形细胞瘤　常位于室间孔附近。

4.脑白质内异位的细胞丛　皮髓交界区或更广泛的白质内见一些更低密度区。

5.其他　可有脑沟增宽等脑萎缩表现;阻塞室间孔可有脑积水表现。

九、脑颜面血管瘤病

脑颜面血管瘤病又称 Sturge Weber 综合征或软脑膜血管瘤病。

（一）病因病理

此病多为散发,很少有家族遗传史,偶为常染色体显性遗传。主要病理变化是软脑膜毛细血管静脉血管畸形、颜面三叉神经分布区血管瘤和眼脉络血管畸形。颅内病变可能是由于引流静脉发育不完善,导致在软脑膜的软膜层产生静脉瘤,同侧侧脑室脉络丛也常受累。沿脑回曲线形钙化为 SWS 典型的病理学特征,一般 2 岁前钙化罕见,随年龄增长逐渐明显,绝大多数位于枕顶区,逐渐向前发展。钙化位于软膜血管瘤下方的大脑皮质,皮质第二或第三层受累。典型的颅内病变为单侧,与面部病变同侧,20％为双侧,偶尔病变位于面部损害对侧,也可累及整个大脑半球。30%有眼的脉络膜血管瘤、青光眼,15%有牛眼症;可发生内脏血管瘤。

(二)临床表现

癫痫、痴呆、智力低下,轻偏瘫、偏盲,先天性青光眼、牛眼症(先天性白瞳症)等,还可合并阴囊、脊柱裂等。面部分布葡萄酒色的血管痣,称作火焰痣或葡萄酒斑,出生时即可存在,主要分布在一侧三叉神经分布区,一般同颅内软脑膜血管瘤位于同一侧,但少数也可位于双侧或对侧面部。此外,5%~15%的患者无面部血管痣。

(三)CT表现

患侧皮层曲线状或脑回状钙化为本病特征(图2-5)。患侧大脑皮质萎缩伴脑沟裂、脑池增宽增深及同侧脑室扩张,钙化周围可见梗死灶,偶见出血灶。同侧脑室脉络丛有时增大,颅盖骨板障可增厚。增强扫描钙化灶周围及钙化区可明显强化;增大的脉络丛(亦属血管瘤)有明显强化。在发现脑实质内的缺血缺氧、胶质增生和脱髓鞘改变方面CT不及MR。

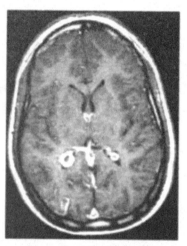

图2-5 脑颜面血管瘤病
右侧额叶皮层曲线状钙化,局部脑沟增宽增深

(四)鉴别诊断

颅内类似的脑回状钙化也可见于胶质瘤、脑梗死、化脓性脑膜炎、骨化性脑膜脑病,故应结合本病的其他征象及临床特征予以鉴别。

十、神经管闭合不全

(一)颅裂

颅裂(cranium bifidum)分为完全性和不完全性,前者指神经管前孔发育障碍,皆合并脑组织完全或大部缺如,称为无脑畸形,多在出生时或胚胎期死亡,不需影像学检查即可诊断,不列入颅裂范围;通常意义上的颅裂是不完全性,为神经管头端某段发育障碍形成的先天性局限颅骨缺损,常合并脑膨出。

1.病理基础　依有否颅内结构疝出,分为隐性和显性颅裂。隐性很少见,一般颅裂居于中线部,从鼻根到枕骨,少数可沿任何一颅缝发展。根据颅骨缺损部位将颅裂分成颅盖组和颅底组,前者占绝大多数,其中因枕部闭合最晚而最多见,颅底部仅占10%。颅内骨缺损的面积由数平方毫米至数平方厘米等。

2.临床表现　隐性颅裂的颅骨缺损很少,常无症状和体征,有的可见局部皮肤凹陷并有搏动,或并发皮样囊肿或皮毛窦;显性颅裂一般在出生即可颅外局限肿块,依疝内容不同,肿块的质感、搏动性、张力等特性有所不同。一般临床可作诊断,但颅底组表现潜隐,诊断较难。

3.CT表现　CT可显示颅骨缺损的大小与形态。

(二)脑膨出

在颅骨和硬脑膜缺损的基础上出现颅内结构的疝出称为脑膨出(cephaloceles),如果疝出的内容只包含软脑膜和脑脊液称为脑膜膨出(meningo cele),如果疝出的内容包含软脑膜、脑脊液和脑组织称为脑膜脑膨出(meningoencephaloceles)。上述各类膨出均可由先天发育异常而形成,总体发病率为0.01%~0.03%。根据地域、性别及种族不同,脑膨出好发在颅骨的不同部位,如枕部、顶部、额骨筛窦部、鼻部等。脑膨出好发于中线,可伴有其他先天发育异常。

1.临床表现　颅盖组的脑膨出临床易诊断,依其透光性有可能分辨疝内容;颅底组则临床症状潜隐,多以眶、鼻、咽部肿块或相应症状就诊,如鼻根部肿块、两眼距增宽或鼻咽腔肿块致呼吸、吞咽困难等。

2.病理基础　发生较早的神经管前孔闭合不全,表现严重如裂枕颅脑畸形、颅脑畸形、无脑畸形;发生较晚的神经管头端某段闭合不全,表现较轻如脑膜膨出或脑膜脑膨出。膨出的脑组织可正常或有皮质萎缩。膨出多位于正中线,以枕部最多见约占70%,顶部、额上部和颅底部各占10%左右。依疝出内容分四型:Ⅰ型,脑膜膨出,疝囊为硬膜和蛛网膜,疝内容为脑脊液;Ⅱ型,脑膜脑膨出,疝出物为脑实质和脑膜;Ⅲ型,脑室脑膨出,除Ⅱ型的疝出物外还有脑室结构;Ⅳ型,囊性脑膜脑膨出,指Ⅱ、Ⅲ型脑膨出伴脑脊液囊腔。

3.CT表现　可显示颅骨缺损的大小与形态。膨出的包块呈圆形或椭圆形,基底部可宽可窄,其内容物可为脑脊液密度,也可为脑组织密度,脑室可牵拉变形、移位。

十一、神经纤维瘤病

本病是中胚层和神经外胚层的常染色体显性遗传病。

(一)病理

主要是神经外胚层结构的过度滋生、中胚层异常发育及多发性肿瘤形成,可累及全身各系统和器官。有学者将本病分为以下五型。

1.Ⅰ型　为局限性神经纤维瘤病,以丛状神经瘤为特征。

2.Ⅱ型　为全身性皮肤神经纤维瘤病,以多发性皮肤结节及皮肤色素斑为主要表现。

3.Ⅲ型　为深部周围神经干的神经瘤、神经纤维瘤和神经鞘瘤,以深部神经干过分受累为特征。

4.Ⅳ型　为颅神经干的神经瘤、神经纤维瘤、神经鞘瘤,以双侧听神经瘤为多见。

4.Ⅴ型　为并发脑瘤和脑瘤样变,可合并脑膜瘤、胶质瘤、血管瘤、黑色素瘤、结节性硬化、脊髓空洞症、播散性胶质结节增生等。其中Ⅰ型最常见,约1/1 000神经纤维瘤可恶变。

颅内最常见的肿瘤有听神经瘤(多为双侧)、视神经胶质瘤、三叉神经瘤、基底节和丘脑部胶质瘤及多发性脑膜瘤等。此外,还可有脊神经根或马尾的神经纤维瘤、脊膜瘤,颅骨和脊柱发育异常也较常见。

(二)临床表现

本病可见于任何年龄,但在10～20岁和50～70岁有两个发病高峰期,男多于女。其临床特点是皮肤可见特征性棕色斑(奶油咖啡色素斑)伴皮肤软组织肿块以及各组织的肿瘤形成,可有轻度思维障碍和癫痫。约1/2病例有骨骼改变(系中胚叶发育障碍和神经纤维瘤侵蚀所致),还可并发甲状旁腺功能亢进和肢端肥大症。

(三)诊断标准

美国国立卫生研究院的诊断标准如下:(1)体表至少有5个直径>5mm的咖啡斑;如果是青春前期,则应有6个以上且直径>15mm。(2)临床或组织学证实有2个以上的神经纤维瘤或丛状神经纤维瘤。(3)在腋窝或腹股沟部出现多发性雀斑。(4)蝶骨翼结构不良或伴有骨发育畸形。(5)双侧视神经的神经胶质瘤。(6)裂隙灯检查示虹膜有2个或更多的Lish结节。(7)患者一级亲属中患有本病。具备其中两条或两条以上即可诊断为本病。

(四)CT表现

颅内肿瘤常见的是听神经瘤,其次为三叉神经和颈静脉孔区神经纤维瘤;脑膜瘤约半数多发;偶并发胶质瘤,可发生于视交叉、脑干与基底核处。脑发育异常可有脑大畸形、胼胝体发育不全、Chiari畸形、巨脑回畸形、灰质异位等。脑血管异常有动脉瘤、动静脉畸形和动静脉瘘等。眶内肿瘤可为视神经纤维瘤、脑膜瘤或胶质瘤。脊髓肿瘤可以是马尾神经纤维瘤、脊膜瘤或室管膜瘤。

十二、小儿21-三体综合征

本病又称先天愚型、Down综合征,是常见的染色体异常疾病,21号染色体三体是生殖细胞在减数分离过程中,发生不分离所致。

(一)病因病理

与母亲妊娠时的年龄(年龄越大发病率越高)、遗传因素、妊娠时化学药物堕胎、放射线、自身免疫性疾病有关。本病主要病理变化为中枢神经系统发育异常。患儿染色体核型为47,XX(XY),+21,双亲核型正常。

(二)临床表现

患儿表现在出生时就很显著,有的体征到1岁时才明显。根据其特殊的愚型面容、皮纹特征和智能落后容易诊断。

(三)CT表现

1.脑内钙化　多见于基底节区,呈点状或小圆形。

2.大脑发育不良　侧裂、额顶区蛛网膜下隙增宽。

3.小脑发育不良 轻度对称性小脑发育不良常见于本病。

4.脑干可变小,桥小脑角池、枕大池相应增大。

5.<1岁的婴儿CT可表现正常,可能与病程演变有关。

(四)鉴别诊断

本病应注意与结节性硬化、甲状旁腺功能减退、弓形体病、Fahr病相鉴别。

第二节 脑出血

脑出血是指非外伤性脑实质内的自发性出血,占各类型脑卒中的20%～30%。主要由高血压性脑内细小动脉病变引起,也称高血压动脉硬化性脑出血或高血压性脑出血。一般认为,长期高血压促使的微小动脉瘤或小血管透明样变性节段破裂是脑出血的主要原因,约70%的高血压性脑出血发生在基底节区,其次为脑叶、脑干和小脑等部位。

一、病因病理

其原因很多,临床上概括为损伤性和非损伤性两大类。后者又称为原发性或自发性脑出血,是指脑内血管病变、坏死、破裂而引起的出血。自发性脑出血绝大多数由高血压和动脉硬化(引起脑小动脉的微型动脉瘤或玻璃样变)所致,其次为脑血管畸形和动脉瘤所致。其他原因还有颅内肿瘤出血、出血性梗死、脑血管淀粉样变、全身出血性疾病、维生素缺乏、新生儿颅内出血、重症肝炎(可合并脑出血、梗死)等。出血好发于壳核和内囊区(约占50%)、中心部脑白质、丘脑和下丘脑、小脑半球、脑桥,以及脑室内。病理可分为三期:(1)急性期:血肿内含新鲜血液或血块,周围脑组织有不同程度的水肿,还可有点状出血。(2)吸收期:血肿内红细胞破坏、血块液化,周围出现吞噬细胞,并逐渐形成含有丰富血管的肉芽组。(3)囊变期:坏死组织被清除,缺损部分由胶质细胞及胶原纤维形成瘢痕,血肿小可由此类组织充填,血肿大时则遗留囊腔。

二、临床表现

本病常突然发生剧烈头痛、意识障碍、恶心、呕吐、偏瘫、失语、脑膜刺激征等,按病情发展可分为急性期、亚急性期和慢性期。临床预后与出血的部位及出血量的多少有关。出血位于皮质下白质区,血肿及水肿引起占位效应,导致出血区功能丧失,但预后相对较好,出血量>30ml为手术指征。小脑或脑干出血压迫四脑室,继发急性颅内压升高,常伴延髓生命中枢损害,直接危及生命,血肿直径>3cm应立即手术。

三、CT表现

血液形成影像的主要成分为含铁的血红蛋白,血液的密度高于脑组织,故CT表现呈高密度。由于脑血管较细,受部分容积效应影响,故血管内血液多不能显示。严重贫血的患者急性期脑出血亦可呈等密度甚至低密度(图2—6)。

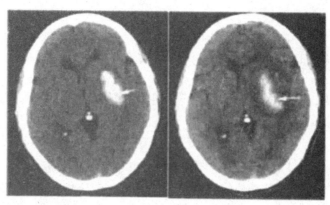

图2-6 脑出血

左侧外囊区见肾形高密度灶,密度欠均匀,边界欠清,周围见低密度水肿区,推压临近组织,左侧侧脑室受压变窄、中线结构右移

（一）出血量的估计

一般采用以下公式计算：$V(ml)=1/6\pi(A\times B\times C)$，A 为血肿前后径，B 为左右径，C 为上下径。A、B、C 的单位均为厘米。

（二）CT 分期

通常将脑内血肿分为急性期（1 周内）、吸收期（2 周～2 个月）和囊变期（2 个月后）。也有学者根据密度分为：高密度期、等密度期、低密度期、慢性期。

1.高密度期（1～14d） 血液逸出血管后，红细胞分解释放含铁的血红蛋白，表现为高密度区，CT 值为 50～80Hu。出血 3～4d 因血液凝固成血块，血浆被吸收，红细胞压积增加，血肿密度达到高峰，甚者达 90Hu，周围有水肿。严重贫血者可为等密度，甚至低密度，但血肿有占位征象。

2.等密度期（14～64d） 血红蛋白分解，含铁血黄素开始被吸收，血肿呈等密度。但仍有占位效应，水肿仍存在，增强扫描呈环状强化。

3.低密度期（30～84d） 血肿周围的新生血管及神经胶质增生形成血肿壁，血肿内含铁血黄素及血红蛋白被吸收，CT 呈低密度灶。水肿消失，无占位效应，增强扫描仍呈环状强化。

4.慢性期（3 个月后） 少量脑出血被胶质和胶原纤维替代而愈合，CT 呈略低密度灶。大量脑出血形成囊腔，CT 近水样密度，并可出现牵拉现象，增强扫描无或轻微强化。

（三）脑室内出血

单纯脑室出血与脑实质内出血破入脑室系统表现一样。少量出血时多沉积在侧脑室后角、第三脑室后部或第四脑室顶部，大量出血常呈脑室"铸型"样表现。早期可有分层现象，以后呈等或低密度，脑室内出血可形成脑积水。

此外，在诊断时应注意：(1)急性脑出血大的血肿可形成脑疝。(2)脑出血可直接破入脑室系统和蛛网膜下隙，亦可由脑室系统进入蛛网膜下隙。(3)出血周围水肿，在第 1 天内可出现或表现轻微；3～7d 达高峰；出血 16d 左右占位效应开始减退。(4)发现灶周水肿与血肿期龄不符时，应考虑脑瘤出血可能。(5)如局部伴有钙化或血肿密度不均等表现，除考虑到肿瘤出血外，也应考虑到脑血管畸形的可能。

第三节 脑梗死

脑梗死(cerebral infarction,CI),是指各种原因导致脑动脉血流中断,局部脑组织发生缺氧缺血性坏死,而出现相应神经功能缺损。导致脑动脉血流中断的原因主要有动脉血栓形成、栓塞、痉挛、动脉壁外受压和血流动力学改变等。按病理机制可将脑梗死分为动脉血栓性、栓塞性、腔隙性脑梗死等类型。脑梗死一般形成白色梗死,但大面积脑梗死或栓塞性脑梗死可发生出血性梗死,其好发的闭塞血管依次为颈内动脉、大脑中动脉、大脑后动脉、大脑前动脉和椎-基底动脉等。

一、病因

最常见的病因是高血压、动脉粥样硬化。长期的高血压,使脑血管经历反复的功能代偿、结构代偿和失代偿等阶段,损害了脑血管的自动调节功能,使其失去随血压波动而舒缩的能力。当血压下降时,可引起脑局部的血流量减少。高血压可损害动脉内皮细胞的超微结构,使血管壁的渗透性增高,脂质沉积于动脉壁,使动脉壁的肌层发生透明变性,内膜增厚,形成粥样硬化、管腔狭窄。当血压降低、血流缓慢或脱水等血液黏度增加时,致使供血减少或促进血栓形成。尤其是当血管内膜损伤破裂形成溃疡后,血小板及纤维素等血中有形成分黏附、聚集、沉着,形成血栓。动脉粥样硬化的斑块碎片或血栓脱落,栓塞远端较小动脉,形成动脉栓塞。

另外,吸烟、饮酒(40g/d)、口服避孕药、高血糖、高血脂、肥胖、免疫功能紊乱均是脑梗死的危险因素。尤其是脂蛋白(a)是缺血性脑卒中的一个独立危险因素。另外抗磷脂抗体、胰岛素抵抗等和脑梗死的关系也越来越受到重视。比较少见的原因还有动脉的各种炎症、先天性血管畸形、真性红细胞增多症、血液高凝状态等。

二、临床表现

脑动脉血栓性阻塞在脑梗死中最为常见,是指供应脑部血流的某一支(或数支)动脉受阻,以至其供应范围内的脑组织血流量急剧下降,发生缺血性梗死。梗死可发生于任何年龄的人群中,但大多数在40岁以上,最多见于50~60岁,男女比例为3:2。

其临床表现较为复杂,取决于梗死的大小、部位及脑组织的病理生理反应。主要临床症状为头昏、头痛,部分患者有呕吐及精神症状,可有不同程度的昏迷。绝大多数的患者出现各种不同的脑部损害,如偏瘫、偏身感觉障碍及偏盲,也可表现为失语、抽搐或共济失调症状、体征。起病较重的病例可表现为意识丧失、两便失禁、瞳孔一侧或两侧放大、呼吸不规则等脑疝症状。实验室检查特异性不高,脑脊液常可有蛋白轻度至中度增高。

三、病理基础

脑缺血0~6h,神经细胞的ATP生成明显减少,依赖ATP工作的钠钾泵功能失常,钠在细胞内潴留,使细胞内渗透压升高,细胞外间隙的水分子进入细胞内,使细胞内水分增加,出现早期细胞毒性脑水肿,随着脑水肿的加重,动脉血供氧中断,大脑细胞开始死亡,梗死区血流量降低,脑组织缺血;6～24h,血脑屏障破坏,脑细胞坏死,蛋白质等大分子物质渗出细胞外间隙,出现血管源性脑水肿,继之发生的占位效应会阻滞微循环,扩大梗死范围。2～7d,脑梗死加重,压迫神经和血管,脑梗死周围血流量超过脑组织代谢需要,呈过度灌注状态,7～30d脑水肿减轻,血脑屏障破坏达高峰,脑细胞坏死区出现胶质细胞增生,髓鞘脱失,坏死区变为囊腔,出现牵拉收缩征象,局部脑室扩大,脑沟增宽。

脑栓塞是栓子进入血循环骤然阻塞脑动脉系统所致的脑梗死,又称为栓塞性脑梗死。脑栓塞占脑梗死的1/3～1/2,栓子最易进入大脑中动脉,大脑前后动脉受累较少,椎基底动脉栓塞占1/5。栓子有3个来源:以风心二狭伴房颤、亚急性感染性心内膜炎引起的心源性栓子;以动脉粥样硬化斑块脱落引起的非源性栓子以及血管造影、手术引起的医源性栓子。脑血栓往往为永久性动脉阻塞,脑栓塞的动脉阻塞常在1～5d内溶解,缺血区血管床再通,过度灌注易引起出血性梗死。

四、CT 表现

早期CT表现为梗死区密度减低,灰白质交界消失,24h后,大部分病例可见一边界清晰的低密度灶,无或有轻微占位效应,脑沟消失,中线结构移位,脑水肿涉及灰质和白质。一般情况下,梗死部位与闭塞动脉分布区一致,但栓塞性梗死可形成多支大小不等的动脉闭塞,呈多发病灶,有时连成一片,很难以某一动脉闭塞来解释。在缺血性脑梗死发生2～15d期间,梗死灶密度降低更明显,且逐渐均匀一致,边界更加清楚,此时组织坏死和细胞水肿达到高峰,根据梗死大小与程度不同,可出现不同程度的脑水肿和占位效应。梗死后第2～3周,低密度区变为模糊不清,呈等密度改变,称为"模糊效应",主要由于梗死灶内大量毛细血管增生、侧支循环形成和局部充血引起。3周后,梗死灶再次变为低密度区,坏死组织被巨噬细胞吞噬、移除,仅留下一囊腔。由于胶质增生,这一囊腔稍小于原有梗死灶,邻近侧脑室、脑沟、脑池扩大,皮质萎缩。增强后扫描对于诊断脑梗死有很重要的意义。一般在梗死后5～6d即可出现增强现象,持续1个月或更久。梗死区强化是由于血脑屏障的破坏、新生毛细血管和血液灌注过度所致。

第四节　颅脑损伤

一、硬脑膜外血肿

硬脑膜外血肿是指血液积聚于硬脑膜外腔与颅骨之间。与颅骨损伤有密切关系,骨折或颅骨的短暂变形撕裂位于骨沟内的硬脑膜动脉或静脉窦引起出血,或骨折的板障出血。血液积聚于颅骨与硬脑膜之间,在硬脑膜与颅骨分离过程中,又可撕破一些小血管,使血肿更加增大。由于颅盖部的硬脑膜与颅骨附着较松,易于分离,颅底部硬脑膜与颅骨附着较紧,所以硬膜外血肿一般多见于颅盖部。

(一)病因病理

1.脑膜中动脉损伤　此动脉损伤引起的出血最为常见,骨折线通过翼点时,极易损伤脑膜中动脉主干,导致颞部的大血肿;骨折损伤脑膜中动脉的前支也较常见,血肿常见于额部或额顶部；骨折损伤脑膜中动脉的后支较少见，血肿常见于颞部或颞顶部。

2.脑膜前动脉损伤 可见于前额部着力，骨折损伤筛前动脉及其分支脑膜前动脉，可形成额极或额底部硬脑膜外血肿。

3.上矢状窦损伤 骨折线经过上矢状窦时，可形成矢状窦旁血肿或跨过矢状窦的骑跨性血肿。

4.板障静脉损伤 所有类型骨折均可能引起板障血管损伤出血，引起局部血肿。

5.横窦损伤 骨折线经过枕部时可引起横窦的损伤出血，血肿多位于颅后窝，亦可产生枕极或跨过横窦的骑跨性血肿。

总之，硬脑膜外血肿的部位应根据骨折线通过脑膜血管或静脉窦的部位来判断，一般多位于着力点和其邻近部位。幕上硬脑膜外血肿以颞部多见，额顶和额部次之，颞顶部和矢状窦旁少见，额极或枕极更少见。

(二)临床表现

1.意识障碍 硬膜外血肿本身引起的意识障碍为脑疝所致，通常在伤后数小时至1～2d内出现。急性硬膜外血肿患者多数伤后昏迷时间短，少数甚至无原发昏迷。因颅内出血使颅内压迅速上升，出现急性颅内压增高症状，头痛进行性加重，烦躁不安，频繁呕吐，出现再次昏迷。两次昏迷之间的清醒时间称为"中间清醒期"或"意识好转期"，在各种颅内血肿中，硬膜外血肿的中间清醒期最为常见。如果原发性脑损伤较重，或血肿形成较迅速，则见不到中间清醒期，可有"意识好转期"，未及清醒却又加重，也可表现为持续进行性加重的意识障碍；少数血肿是在无原发性脑损伤或脑挫裂伤甚为局限的情况下发生，早期无意识障碍，只在血肿引起脑疝时才出现意识障碍。大多数患者在进入脑疝昏迷之前，已先有头痛、呕吐、烦躁不安或淡漠、嗜睡、定向不准等表现，此时已足以提示脑疝发生。

2.生命体征变化 表现为进行性的血压升高、脉搏和呼吸减慢，即"两慢一高"的库欣(cushing)综合征。由于颞区的血肿大都先经历小脑幕切迹疝，然后合并枕骨大孔疝，故严重的呼吸循环障碍常在经过一段时间的意识障碍和瞳孔改变后才发生；额区或枕区的血肿则可不经历小脑幕切迹疝而直接发生枕骨大孔疝，可表现为一旦有了意识障碍，瞳孔变化和呼吸骤停几乎是同时发生。

3.颅内压升高 在昏迷或再昏迷前，因颅内压增高，患者可表现为剧烈的头痛、恶心、呕吐、躁动不安、血压升高、脉搏变慢、脉压增大等。

4.神经系统体征 幕上的硬膜外血肿可以压迫相应的大脑功能区而出现典型的症状如偏瘫、失语、肢体麻木等。随血肿增大及颅内压增高，逐渐出现脑病症状。一般表现为意识障碍加重，血肿侧瞳孔先缩小，后散大，光反应也随之减弱或消失，血肿对侧明显的锥体束征及偏瘫。继之则对侧瞳孔也散大，生命功能随之衰竭，终因呼吸首先停止而死亡。

5.瞳孔改变 小脑幕切迹疝早期患侧动眼神经因牵扯受到刺激，患侧瞳孔可先缩小，对光反应迟钝；随着动眼神经和中脑受压，该侧瞳孔随即表现进行性扩大、对光反应消失、睑下垂以及对侧瞳孔亦随之扩大。应区别于单纯颅前窝骨折所致的原发性动眼神经损伤，其瞳孔散大在受伤当时已出现，无进行性恶化表现。视神经受损的瞳孔散大，有间接对光反应存在。

(三)CT表现

因硬膜与颅骨紧密相连，故血肿局限呈梭形高密度，CT值为50～70Hu。血肿的脑侧缘光滑(图2—7),好发于骨折处。由于硬膜在颅缝处与骨结合紧密,故血肿不超越颅缝。但骨折如跨越颅缝,则血肿亦可跨越颅缝,也可从幕上延及幕下或跨越中线。血肿有占位效应,但较硬膜下血肿轻,多不伴脑实质损伤,但压迫邻近血管时可发生脑水肿或脑梗死。少数受伤时无症状,以后才发生慢性硬膜外血肿。慢性硬膜外血肿其壁机化增厚并可钙化。

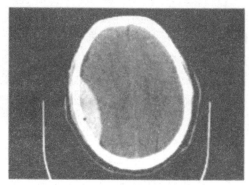

图2—7　硬膜外血肿
右侧颅骨内板下有梭形高密度区,边缘清晰锐利

二、硬脑膜下血肿

硬膜下血肿(Subduralhematoma)是原发性脑外伤的一种表现,占脑外伤的10%～20%,常见于儿童,是脑外伤致死的主要原因。有报道,死亡率为50%～85%。但在部分老年人,硬膜下血肿可以无明确的外伤史。

(一)病理

由于外力作用,导致横跨硬脑膜的桥静脉撕裂,血液在硬膜下积聚,同时多合并蛛网膜的损伤,使脑脊液进入到硬膜下腔,形成硬膜下腔内血液和脑脊液的混合肿块。20%～30%的慢性硬膜下血肿患者有反复出血的证据,其原因可能是皮层静脉通过硬膜下腔时被拉长破裂,或血肿颅板形成的血管化假膜破裂。

硬膜下血肿发生于硬膜与蛛网膜之间。95%位于幕上,额顶部和颅中窝是最常见的位置。85%的硬膜下血肿为单侧。与硬膜外血肿不同的是,硬膜下血肿有15%为双侧性并可以越过中线进入对侧。

(二)临床表现

急性硬膜下血肿临床上病情较重,通常发生于严重颅外伤后,有严重意识障碍,发展迅速。由于多合并严重脑挫裂伤,常缺乏局部定位症状,出现中间清醒期或意识好转期者较少。以颅内压增高、病灶侧瞳孔散大、对侧轻瘫出现最为重要。腰椎穿刺均为血性脑脊液。

亚急性硬膜下血肿临床表现与急性者相似,相对来讲症状出现较晚。

慢性硬膜下血肿患者年龄较大,只有轻微的外伤史而往往被忽略。外伤后的特征性表现是无脑膜刺激症状,仅有钝性头痛及轻度眩晕。一般多在损伤后数月乃至数年才出现颅内压增高和脑压迫症状。当临床上发现一些智能正常的老年人近期内出现明显健忘,反应迟钝,淡漠无欲,表情呆滞并有行为怪异,即应想到本病可能。

（三）CT 表现

1. 三期表现

（1）急性期：伤后 3d 内。一般呈均匀高密度的新月形（图 2－8A），血肿可跨颅缝，但不超过中线。占位效应著，常伴脑挫裂伤，可形成脑疝。有 3 种非典型表现：①血肿密度不均：可能与急性出血还未凝固、凝血早期血清外溢或蛛网膜破裂脑脊液进入硬膜下有关。②血肿呈梭形表现：可能与出血没有及时散开有关。③血肿同侧侧脑室扩大：可能与同侧室间孔被迅速挤压梗阻所致。此外，多不伴骨折，但骨折后硬膜撕裂也可形成急性硬膜下血肿。

（2）亚急性期：伤后 4d～3 周内。血肿可逐渐变为等密度，而表现为皮质区均匀受压，脑沟消失，灰白质交界处被均匀向内推移。但双侧均有血肿，中线推移可不著。亚急性血肿的较早期出现细胞沉淀效应可出现密度上低下高的液体界面。

（3）慢性期：伤 3 周后。此时血肿包膜形成，凝血块液化，逐渐变成液性低密度（图 2－8B），血肿壁机化增厚或钙化。血肿内肉芽组织增生、机化形成包膜，故可见慢性硬膜下血肿有分隔表现。

2. 等密度硬膜下血肿 平扫表现为中线结构及脑室受压移位、变形，脑沟、裂池变窄消失、灰白质界面内移等，均属间接征象（图 2－8C）。增强扫描可显示血肿的位置、大小、形态而确诊。

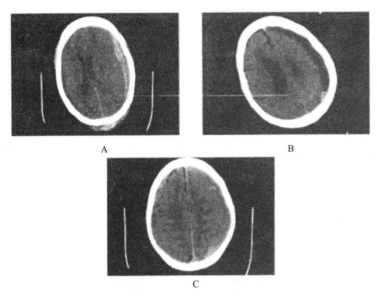

图 2－8 硬膜下血肿

A. 急性期硬膜下血肿，病灶位于左侧额顶骨内板下；B. 慢性期硬膜下血肿，病灶位于左侧额顶枕骨内板下，有密度上低下高的液体界面；C. 慢性等密度硬膜下血肿，病灶位于左侧额顶枕骨内板下和右侧额部

三、脑内血肿

脑内血肿（intracerebral hematoma）是指脑实质内出血形成的血肿，可发生在脑组织的任

何部位,占颅内血肿的5%左右,好发于额叶及颞叶前端,占全数的80%。多发生在受力或对冲部位,常伴发脑挫裂伤,并多与同一部位硬膜下血肿伴发。

（一）发生机制

脑内血肿多发生在对冲部位。当枕部着力时,血肿80%～90%发生在额叶及颞叶。少数血肿可由于外伤的剪切力造成,而发生在胼胝体、脑干以及深部的灰质。脑内血肿通常由脑挫裂伤、脑内出血灶形成小血块融合而成,或由于脑梗死坏死继发出血。血肿常位于大脑、小脑凸面或脑底挫裂伤处,少数发生在大脑镰、小脑幕旁及脑干内。有两种类型:浅部血肿多由于挫裂的脑皮质血管破裂所致,常与硬膜下血肿同时存在,以额极、颞极及其底面多见,深部血肿系脑部血管破裂所引起。脑表面无明显挫裂伤,很少见。急性脑内血肿在形成初期为血凝块,形状多不规则或与脑挫伤、坏死脑组织混杂。位于深部、脑干、小脑的血肿多相对规则,周围有受压水肿、坏死组织包绕。

（二）临床表现与诊断

脑内血肿与伴有脑挫裂伤的复合性硬脑膜下血肿的症状很相似,而且事实上两者常同时存在。神经系统症状主要决定于血肿部位和出血的多少。血肿增大和邻近脑水肿都可产生严重的占位效应,而加重了意识障碍。额、颞前端及底部的血肿与对冲性脑挫裂伤、硬膜下血肿相似,除颅内压增高外,多无明显定位症状或体征。若血肿累及重要功能区,则可出现偏瘫、失语、偏盲、偏身感觉障碍以及局灶性癫痫等征象。因对冲性脑挫裂伤所致脑内血肿患者,伤后意识障碍多较持久,且有进行性加重,病情转变较快,容易引起脑疝。因冲击伤或凹陷骨折引起的局部血肿,病情发展较缓者,除表现局部脑功能损害症状外,常有头痛、呕吐、眼底水肿等颅内压增高的征象。

（三）CT表现

CT平扫血肿为形态不规则的高密度肿块,CT值50～90Hu,周围有水肿及占位效应。2～4周血肿可为等密度,超过4周可为低密度。血肿体积小,患者年龄小者,血肿变化快。急性期不作增强扫描。慢性期增强扫描,周围可见环形强化。内部密度可以是低密度,也可是中间密度高,周围密度低,这与外周血红蛋白被吸收和稀释有关。

四、脑挫裂伤

脑挫裂伤(cerebral confusion－laceration)是脑挫伤和脑裂伤的合称,前者指脑组织遭受破坏较轻,软脑膜尚完整者;后者指软脑膜、血管和脑组织同时有破裂,伴有外伤性蛛网膜下隙出血。属原发性闭合性颅脑损伤。脑挫裂伤的严重程度与暴力的大小成正比。致伤后昏迷程度深、持续时间长,脑组织有器质性损伤,有相应的神经系统体征。脑挫裂伤的继发性改变为脑水肿和血肿形成。

（一）病理生理

脑挫裂伤可单发,也可多发,好发于额极、颞极及其基底。挫伤时软脑膜下有散在的点状或片状出血灶。脑挫裂伤后早期的脑水肿多属血管源性,随后因脑组织缺血、缺氧,脑细胞直接受损,钙离子大量逆流进入细胞,造成膜磷脂代谢障碍,生成减少及脑细胞膜脂质过氧化反应增强等,最终使脑细胞肿胀、崩解,引起细胞毒性脑水肿。外伤性脑水肿反应多在伤后3～

7d内,第3~4d为高峰。此期间易发生颅内压增高,甚至脑疝。伤情较轻者,脑水肿可逐渐消退,伤灶区日后可形成瘢痕、囊肿或与硬脑膜粘连,成为外伤性癫痫的原因之一;如蛛网膜与软脑膜黏连可影响脑脊液循环,有形成外伤性脑积水的可能;广泛的脑缺氧及脑挫裂伤可导致弥漫性或局限性的外伤性脑萎缩。

(二)临床表现

1.意识障碍　意识障碍是衡量脑损伤轻重的客观指标。脑挫裂伤患者意识障碍一般比较显著,其持续的时间和深度与损伤的部位、范围和程度有关。丧失时间大于30min,轻症者意识障碍多在2h以上,可出现轻微的颅内压增高症状,机体的肌张力、肌力、腱反射不对称及颅骨骨折和血性脑脊液等。脑挫伤严重者意识障碍持续6~12h且程度较深,更有单瘫、偏瘫或失语等局灶症状。若意识障碍超过12小时,持续加深,颅内压增高和局灶症状也逐渐加重,患者常可死亡或成为植物人状态。如有脑干延髓损伤,伤后患者立即陷入昏迷状态,多数持续数天、数周或数月,中脑损害为瞳孔大小不等,对光反应消失,四肢肌张力增高,至大脑强直。脑桥损害可见双侧瞳孔常极度缩小,光反应消失,眼球同向偏斜等。延髓损害突出表现为呼吸功能障碍,如呼吸不规律、潮式呼吸或呼吸迅速停止。

2.伤灶症状　依损伤的部位和程度而不同,如果仅伤及额、颞叶前端等所谓"哑区"可无神经系统缺损的表现;若是脑皮质功能区受损时,可出现相应的瘫痪、失语、视野缺损、感觉障碍以及局灶性癫痫等征象。脑挫伤早期没有神经系统阳性体征者,若在观察过程中出现新的定位体征时,即应考虑到颅内发生继发性损害的可能,及时进行检查。

3.头痛、呕吐　头痛症状只有在患者清醒之后才能陈述;如果伤后持续剧烈头痛、频繁呕吐;或一度好转后又复加重,应究其原因,必要时可行辅助检查,以明确颅内有无血肿。对昏迷患者,应注意呕吐时可能吸入引起窒息的危险。

4.生命体征　多有明显改变,一般早期都有血压下降、脉搏细弱及呼吸浅快,这是因为头伤后脑机能抑制所致,常于伤后不久逐渐恢复,如果持续低血压,应注意有无复合损伤。反之,若生命征短期内迅即自行恢复且血压继续升高,脉压加大,脉率变缓,呼吸亦加深变慢,则应警惕颅内血肿及/或脑水肿,肿胀。脑挫裂伤患者体温可轻度升高,一般不超过38℃,若持续高热则多伴有丘脑下部损伤。

5.脑膜激惹　脑挫裂伤后由于蛛网膜下隙出血,患者常有脑膜刺激征象,表现为闭目畏光,蜷曲而卧,早期的低热和恶心呕吐亦与此有关,颈项抗力约于1周左右逐渐消失,如果持久不见好转,应注意有无颅颈交界处损伤或颅内继发感染。

(三)CT表现

1.常见表现

(1)局部脑组织呈低密度水肿,界限不清,多位于皮层区。水肿区内有一处或多处点片状出血灶称为灶状出血。

(2)一处或多处脑内血肿(出血灶>2cm称为血肿),形态边缘不规整(图2—9)。血肿周围有不同程度水肿和占位效应。灶状出血及小血肿可在数小时内扩大融合,并可引起脑疝如镰下疝、天幕疝等。

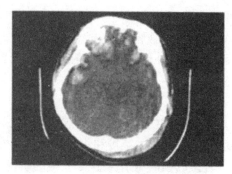

图 2-9　脑挫裂伤

双侧额颞叶有许多斑片状不规则出血灶,鞍上池、四叠体池内有积血

2.外伤性迟发性脑内血肿　伤后首诊 CT 扫描未发现血肿,相隔数小时、数天复查或手术发现有新的血肿者称为外伤性迟发性脑内血肿。属于原发性脑损伤,可发生于伤后 1.5 小时至数天,90％以上出现在伤后 24～48h,也有报道多见于 3 日至 1 周内。此外,颅脑损伤的迟发性表现还有脑挫裂伤、硬膜外血肿、硬膜下血肿、蛛网膜下隙出血、脑水肿等。

3.其他伴发的外伤性颅内病变　硬膜外或硬膜下血肿、蛛网膜下隙出血、弥漫性脑水肿、硬膜下积液、DAI 等。

五、脑干损伤

脑干损伤(brain stern injury)是指中脑、脑桥和延髓的损伤,是由外界暴力直接造成脑干撞击在小脑幕切迹或斜坡上,或脑干扭转牵拉导致损伤,也可表现为直接贯通伤,伤后立即发生。是一种严重的、致命的损伤,死亡率很高。10％～20％的重型颅脑损伤伴有脑干损伤。分为原发性和继发性两类。前者指受伤当时直接发生的脑干损伤,后者指颅内血肿或脑水肿造成的损伤。弥漫性轴索损伤(diffuse axonal injury,DAI)多系头部遭受加速性旋转暴力时,因剪应力而造成的神经轴索损伤。孤立的原发性脑干损伤很少存在,实际上是弥漫性轴索损伤的一部分。

(一)病理和机制

直接外力造成的损伤是在外力作用下脑干和周围结构发生撞击而损伤,以中脑被盖区多见,颅骨骨折可造成直接损伤,另外颅内压迅速增高也能造成损伤。间接外力损伤主要为坠落和挥鞭样损伤所致。脑干损伤的病理变化可见脑干神经组织结构紊乱、轴突断裂、挫伤伴灶性出血和水肿,多见于中脑被盖区,脑桥及延髓被盖区次之。继发性脑干损伤常因严重颅内高压致脑疝形成,脑干受压移位、变形使血管断裂引起出血和软化等继发病变。轻者可见点状出血和局限性水肿,重者可见脑干内神经结构断裂、片状出血和软化灶形成。

(二)临床表现

脑干不仅含有大部分的脑神经核(除了嗅神经和视神经),全身感觉、运动传导束皆通过脑干,呼吸循环中枢亦位于此,而脑干网状结构则是参与维持意识清醒的重要结构。所以脑干损伤后,除了有局部脑神经受损的表现外,意识障碍、运动感觉障碍的表现往往较重,而且还可有呼吸循环功能的衰竭,危及生命。

1. 意识障碍　伤后即刻出现严重意识障碍,轻者对痛刺激可有反应,重者昏迷程度深,一切反射消失。昏迷持续时间长,恢复慢,甚至终身昏迷不醒。昏迷原因与脑干网状结构受损、上行激活系统功能障碍有关。

2. 呼吸循环功能紊乱　严重原发性脑干伤,可产生急性呼吸功能衰竭、伤后自主呼吸立即停止,或呼吸先浅而快,后深而慢,且不规则,直至完全停止。同时,循环功能亦出现衰竭表现,但比呼吸衰竭程度轻。当呼吸停止后,心跳多不停止。如抢救及时,可维持数小时或数日。继发性脑干损伤的患者,多有逐渐演变的过程,早期可有中枢代偿,表现为血压升高、脉搏缓而有力、呼吸深快。随着损害进一步加重,表现为血压下降、脉搏细速、呼吸慢而不规则的失代偿表现,直至呼吸心脏停止。

3. 去大脑强直　是中脑损伤的重要表现之一。因为中脑前庭核水平存在促进伸肌收缩的中枢,而中脑红核及其周围网状结构是抑制伸肌收缩的中枢所在。两者之间切断时,便出现去大脑强直。表现为伸肌张力增高,两上肢过伸并内旋,下肢亦过度伸直,头部后仰呈角弓反张状。损伤较轻者可为阵发性,重者则持续强直。

4. 眼球活动和瞳孔变化　眼球活动和瞳孔调节功能由动眼、滑车及展神经等脑神经管理,它们的神经核均位于脑干。脑干损伤时可有相应变化,临床上有定位意义。脑干损伤严重者,眼球固定,双侧瞳孔散大,光反射消失。中脑损伤时,可出现两侧瞳孔大小不等、大小变化不定或双侧瞳孔散大。脑桥损伤时,一侧或双侧瞳孔极度缩小,光反射消失;侧视中枢受损时出现两眼同向偏斜或两眼球分离,头眼水平运动反射消失。

5. 锥体束征　锥体束征包括肢体瘫痪、肌张力增高、腱反射亢进及病理反射阳性。脑干损伤后多出现锥体束征,但双侧可不对称,伤势严重时,各种反射及病理反射不能引起,四肢肌张力降低,病情稳定后又出现阳性体征。

6. 其他症状　患者还常常出现高热、多汗、呼吸急促、痰鸣、大量泡沫状血性痰液、呕吐、顽固性呃逆、应激性溃疡等。

(三)CT表现

因受后颅窝伪影干扰和分辨率限制。故对非出血性脑干损伤诊断困难。

1. 原发性　常表现为局部脑池消失,亦可显示小灶状出血。

2. 继发性　可见出血、梗死,并可见幕上血肿、弥漫性脑肿胀、弥漫性脑水肿、天幕裂孔疝和脑干受压移位等表现。

第五节　颅内肿瘤

一、星形细胞瘤

星形细胞瘤是神经胶质瘤中最常见的类型,起源于中枢神经系统白质与灰质的星形细胞,约占40%,在颅内肿瘤中占13%～26%。脑的各个部位均可发生。男性多于女性,从婴幼儿到老年人均可发病,但以31～40岁青壮年发病率为高。成人多发生于大脑半球,以额叶和颞叶多见,顶叶次之,枕叶少见,亦可在多脑叶生长。儿童多发生在小脑半球,其次为脑干、丘脑及视神经等。星形细胞瘤为浸润生长肿瘤,WHO分级为Ⅱ级。多数肿瘤切除后有复发可能,且复发后肿瘤可演变成间变性星形细胞瘤或多形性胶母细胞瘤。

(一)临床与病理

星形细胞肿瘤是最常见的脑肿瘤。在儿童的幕下肿瘤中,其发生率占30%～40%,组织病理学类型主要为毛细胞型星形细胞瘤(约占儿童星形细胞肿瘤的80%)。毛细胞型星形细胞瘤的发病年龄80%在20岁以下,多见于5～15岁,男女发病率无差异。最常见的发病部位是小脑,多位于小脑蚓部,少数位于小脑半球;多表现为大囊大结节。儿童典型的毛细胞型星形细胞瘤多为囊性,而成人多为实性。病理学上肿瘤境界多较清楚,肿瘤内常有黏液变性形成的囊腔,有时囊变部分超过瘤体本身,囊内可见典型壁结节形成,瘤组织中血管丰富。

(二)CT 表现

1. 幕上星形细胞瘤 CT平扫时多呈边界不清、不规则的低密度病灶或以低密度为主的混合密度灶。增强扫描呈均匀或不均匀增强或不增强病灶,可伴瘤周水肿(图2－10)。

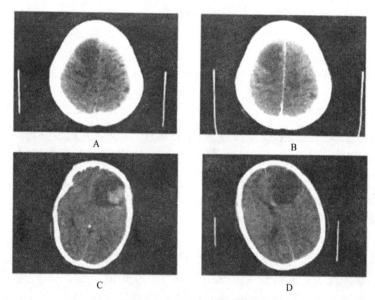

图2－10 星形胶质细胞瘤

A、B为同一患者,Ⅱ～Ⅲ级星形胶质细胞瘤;A为平扫,右侧额叶低密度灶,密度均匀,界限清晰;B为增强扫描,病灶无明显强化。C、D为同一患者的平扫表现,胶质母细胞瘤(Ⅳ级)

(1)低级星形细胞瘤(Ⅰ级):平扫多呈均匀低密度或等密度,可类似水肿,亦可表现囊性。90%不出现水肿,少数有轻、中度水肿。根据生长方式又可分为2型。①局限型:出血少见,瘤周水肿轻微或无,15%～20%有钙化,可见囊变。②弥漫型:呈略低密度,界限不清,可侵犯一侧大脑半球。增强扫描大多无强化,少数囊壁或囊内间隔轻微强化。

(2)间变型星形细胞瘤(Ⅱ级):具有Ⅰ级和Ⅲ、Ⅳ级肿瘤的部分特点。①平扫多呈水肿型和囊性,密度不均,钙化少见,界限不清,占位效应较著。弥漫浸润型占位效应可不著。②增强扫描有不同程度的强化,连续或断续的环形强化最常见,可见附壁结节和花环状强化。有时可见靠近肿瘤附近脑凸面的正常脑皮质有造影剂摄入,可被误认为肿瘤本身的强化。③瘤周水肿程度不一。

（3）多形性胶质母细胞瘤（Ⅲ Ⅳ级）：占胶质瘤的 5%。①平扫多呈结节形、环形及混合型，表现为低、等混合密度灶。瘤周 90% 以上有水肿，瘤内出血、坏死多见，钙化少见。②96.5% 有强化，且强化明显，强化高峰约在注射造影剂后 10min 出现。多呈不规则及厚壁花环状强化，可见强化不一、大小不一的壁结节。花环不连续更有助于诊断，尤其有利于与脓肿鉴别。③胼胝体附近肿瘤可侵及双侧额叶。④偶可广泛侵犯大脑半球，无明显肿块，易误为脑炎。⑤该类型亦可呈多灶性、多中心病灶而称为胶质瘤病。此外，应注意低密度的肿瘤组织向周围浸润生长，与水肿掺杂在一起，CT 不能区分。

2. 幕下星形细胞瘤

（1）小脑星形细胞瘤：儿童和青少年好发。①可呈囊性伴壁结节、实性和囊实性 3 种形态。平扫囊性区密度略高于脑脊液，壁结节呈等密度。②增强扫描呈不同程度的强化，实性肿瘤强化较明显。囊性者有时囊壁光滑、不强化，只有壁结节强化，但壁结节小或者靠近颅骨时常不易显示。③多有水肿，常见占位征象为第四脑室、脑干受压移位，可见阻塞性脑积水。

（2）脑干星形细胞瘤：常见于儿童，占脑干肿瘤的 90% 以上。肿瘤常呈浸润性生长致脑干增粗。①平扫呈低密度区，增强呈不同程度强化。②CT 诊断的重要依据是脑干周围的脑池变形或闭塞，第四脑室受压变形、移位甚至闭塞（图 2-11）。③30% 可伴有脑积水。④脑池造影有助于诊断。此外，幕下星形细胞瘤水肿以轻中度者为多。

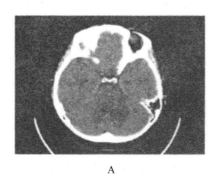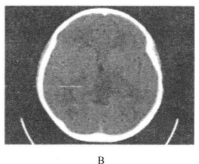

A   B

图 2-11 脑干胶质瘤

患者为 7 岁女性。A 示脑干（脑桥和中脑）增粗、密度不均匀减低，周围的脑池闭塞，第四脑室受压变形；B 示病灶涉及左侧丘脑，第三脑室受压

二、胶质母细胞瘤

胶质母细胞瘤（Glioblastoma）可以由弥漫性或间变性星形细胞瘤、混合性星形-少突胶质细胞瘤、少突胶质细胞瘤、室管膜进展而来，即所谓继发性胶质母细胞瘤；但更常见的是一经发现就诊断为胶质母细胞瘤而无先前较低级别肿瘤的临床证据，即所谓原发性胶质母细胞瘤。因为继发性胶质母细胞瘤最常由较低级别的星形细胞瘤进展而来，而且在胶质母细胞瘤中常可以发现星形细胞分化的证据。所以，在病理分类中归为星形细胞瘤。胶质母细胞瘤病理表现具有明显的不均匀性，通常又称为多形性胶质母细胞瘤的。在病理分类中胶质母细胞

瘤还包括二种特殊的病理亚型:肿瘤中巨细胞占优势的巨细胞胶质母细胞瘤和肿瘤中存在血管基质成分的胶质肉瘤。胶质母细胞瘤及其亚型均属 WHO Ⅱ 级肿瘤。

胶质母细胞瘤是最常见的颅内恶性肿瘤,约占所有颅内肿瘤的 10.2%,占神经上皮肿瘤的 22.3%,也是最常见的成人幕上脑肿瘤,可以发生在任何年龄,但是约 2/3 的病例集中在 30～50 岁,发病的性别分布为男:女=2～3:1,男性发病优势在老年人更明显。

胶质母细胞瘤可以发生在中枢神经系统的任何部位,但最常发生于大脑半球的深部白质,额颞叶同时受累尤其典型。肿瘤浸润常延伸到病变邻近的皮质、基底核和对侧半球。脑室内胶质母细胞瘤非常少见。脑干胶质母细胞瘤一般发生在儿童,也非常少见。小脑和脊髓均属少见发病部位。

(一)病理

肿瘤好发于大脑半球白质内,浸润生长,大多数肿瘤境界不清。肉眼观察,通常为不均一的团块样结构,混杂有实体、囊性、坏死和出血区域。中心坏死有时可以占据大部分的肿瘤组织。肿瘤的不断增大是肿瘤向邻近组织浸润和自身膨胀性生长的结果,常可造成受累脑结构的肿大和组织构筑的破坏。有些肿瘤位于浅表并同软脑膜和硬脑膜粘连,这种肿瘤经常富含胶原,有时被误认为是转移性肉瘤或脑膜瘤。少数肿瘤因生长迅速而使周围组织受压出现软化和水肿,表现"假包膜"现象,可被误以为境界清楚,其实肿瘤已超出边界浸润生长。

1.组织病理　胶质母细胞瘤主要由分化程度低、多形性明显,胞核的非典型性突出、有丝分裂活跃的高度间变的胶质细胞组成;肿瘤的细胞密度高;肿瘤中可见明显的微血管增殖和(或)坏死。胶质母细胞瘤病理诊断的确立主要依靠上述组织学形式,而不是鉴别肿瘤中存在某种细胞类型,其中微血管增殖和(或)坏死是最基本的诊断特点。胶质母细胞瘤局部不均一性明显,为仅依靠立体定向活检进行病理诊断带来很大困难。

多形性胶质母细胞瘤非常富有变化,肿瘤中可见多核巨细胞、肥胖型星形细胞、颗粒细胞、脂化细胞、血管周围的淋巴细胞、具鳞状上皮细胞特点的区域。微血管增殖的典刑表现是类似于肾小球样的血管丛,最常出现在坏死区附近胶质母细胞瘤中坏死的组织学发展过程可以归纳为小簇状凋亡细胞,继续扩大形成假栅栏样坏死,进一步出现大片缺血性坏死。在80%的胶质母细胞瘤也可以见到大片的组织坏死。GFAP 表达水平和分布范围在胶质瘤细胞变化很大。一般来说,星形细胞样的肿瘤细胞,尤其是肥胖型星形细胞呈强阳性表达,而小的未分化细胞倾向于阴性或弱阳性。多核巨细胞的 GFAP 表达变化也很大,即使是两个相邻的细胞表达也可能明显不同。

2.播散与转移　胶质母细胞瘤在中枢神经系统内的侵袭与播散主要是沿着白质传导束的解剖结构。另外还可以随脑脊液循环及沿着血管和脑膜下层播散。肿瘤细胞沿白质向周围延伸,一般是在肿瘤病灶的附近,但有时通过内囊、穹窿、前联合与后联合,视辐射等白质传导束在间隔部位出现另外的肿瘤病灶。胶质母细胞瘤细胞虽可在血管周围间隙延伸,血管腔受侵袭非常少见。胶质母细胞瘤细胞很少侵犯蛛网膜间隙,但当肿瘤细胞侵袭室管膜并进入脑室则可引起中枢神经系统内播散。如果肿瘤细胞通过脑脊液循环在蛛网膜间隙广泛播散,形式上类似脑膜转移,则称为脑膜胶质瘤病。除胶质母细胞瘤以外,髓母细胞瘤、少枝胶质细胞瘤、室管膜瘤也可以依此方式播散。

在没有手术干预的患者,除个别病例报道,胶质母细胞瘤转移到中枢神经系统以外非常罕见。开颅手术后出现颅外转移的病例不是1%,但这一数值占所有神经占所有上皮性肿瘤发生颅外转移病例的2/3。肺、淋巴结和骨髓是最常见的远隔转移部位;腹腔转移可以由于脑室膜腔分流而引起,胶质母细胞瘤直接侵蚀硬脑膜、静脉窦和颅骨非常罕见。

3.少见病理亚型

(1)胶质肉瘤:约占全部胶质母细胞瘤的2%,特点是在肿瘤中间隔出现胶质和间质分化区域。间质分化即肉瘤成分多数情况下可能起源于胶质母细胞瘤发生转化的血管成分。颞叶是最常见的发生部位,其次为额、顶、枕叶。多数胶质肉瘤同颅骨或大脑镰接触,具有硬脑膜侵犯倾向。这种肿瘤可经血源性播散转移至内脏器官;发生颅外转移的患者占全部胶质肉瘤病例的15%～30%。发生远处转移并不影响预后,因为颅内肿瘤往往首先致死。治疗原则与典型胶质母细胞瘤基本相同。

(2)巨细胞胶质母细胞瘤:因肿瘤中古怪的多核巨细胞占优势而得名。偶富于基质网硬蛋白。肿瘤恒定表达GFAP。全部胶质母细胞瘤的不足5%。发病部位常位于颞叶及顶叶的皮质下。肿瘤发病的年龄覆盖广,儿童也有发病,似出现临床症状的平均年龄是42岁。性别比为男∶女=1.6∶1。CT扫描及MRI表现类似于转移瘤,表现为病灶位于皮质下,成团块或结节状,边界清楚,可被明确强化。治疗原则与典型胶质母细胞瘤相同。

(二)临床表现

原发性胶质母细胞瘤大多发生于老年人(平均年龄55岁)。临床病史短,通常不足3个月,疾病的开始即表现为胶质母细胞瘤,而没有先前较低级别肿瘤的临床和组织学证据。继发性胶质母细胞瘤典型发生年龄小于45岁。对弥漫性星形细胞瘤出现间变的时间从临床和组织病理角度很难预见。有些弥漫性星形细胞瘤在第一次手术后,可能十几年组织级别没有变化,而有些可能在一两年内迅速转变成恶性,平均间隔时间4～5年。从间变性星形细胞瘤进展到胶质母细胞瘤则非常迅速,大约在2年内。年龄高于45岁的患者发生恶性进展的时间间隔要短。

胶质母细胞瘤的临床病程为跨越式进展的占53%病例,逐渐进展和突然恶化的分别占28%和19%。由于肿瘤生长迅速,脑水肿广泛,颅内压增高症状明显,几乎全部患者都有头痛、呕吐、视神经乳头水肿。癫痫出现在1/3患者中,约20%的患者表现淡漠、痴呆、智力减退等精神症状。肿瘤浸润性破坏脑组织,造成一系列的局灶症状,患者有不同程度的偏瘫,偏身感觉障碍,失语和偏盲等。在各种严重体征中,对患者生命中最具威胁的是快速进展的颅内高压。

(三)CT表现

CT扫描上肿瘤为不均一的混杂高密度,肿瘤中央的低密度区代表坏死或囊变;钙化少见,如果有,往往反映肿瘤是由低级别星形细胞进展而来;不同时相的出血常见;瘤中水肿沿着白质传导束延伸;肿瘤常明显强化,但非常不均匀,典型表现为厚壁不规则的环状增强。偶尔肿瘤不被增强或轻度增强,这是因为肿瘤在半球浸润广泛,未形成明显的瘤结节,或血—脑脊液屏障破坏程度低。

三、脑膜瘤

脑膜瘤(Meningioma)起源于脑膜及脑膜间隙的衍生物,因此严格意义上讲,脑膜瘤不属于脑肿瘤。由于脑膜瘤也位于颅内，有神经系统症状和体征，因此也常常被认为是脑肿瘤。脑膜瘤占颅内肿瘤的19.2%，年发病率为2/10万，但大多数为尸检偶然发现。有症状的脑膜瘤为2/10万。女性多于男性，比例为3：2～2：1。

脑膜瘤多属良性，呈球形或结节状，生长于脑实质外，但常常嵌入大脑半球之内，脑膜瘤的血运极丰富，因为肿瘤常接受颈外动脉、颈内动脉或椎基底动脉等多来源的供血。这类肿瘤生长很缓慢，所以有时肿瘤长到很大仍可不出现症状。脑膜瘤的发生与蛛网膜有关，可发生于任何有蛛网膜细胞的部位（脑与颅骨之间、脑室内、沿脊髓），特别是与蛛网膜颗粒集中分布的区域相一致。脑膜瘤多与硬脑膜相粘连，但亦可与硬脑膜无关联，如发生在脑室内的脑膜瘤。脑膜瘤通常为生长缓慢、边界清楚（非侵袭性）的良性病变。少数可呈恶性和（或）快速生长。8%的患者多发，在神经纤维瘤病患者中尤为多见。偶尔肿瘤呈大片匍匐状生长（斑块状脑膜瘤）。

（一）病因

脑膜瘤的病因迄今不完全清楚。脑膜瘤的发生可能与一定的环境改变和基因变异有关，并非单一因素造成。临床发现，颅脑外伤、病毒感染和放射性照射虽不是引起脑膜瘤的主要致病病因，但可能是形成脑膜瘤的因素之一。蛛网膜细胞能合成几种蛋白和黏连分子，因此，能对脑膜的损伤作出直接的纤维修复反应。现在，较一致的意见认为脑膜瘤来源于蛛网膜细胞，其证据如下：(1)蛛网膜细胞是一种单核－吞噬细胞系统的细胞，能演变为其他细胞，如受刺激，它能演变成具阿米巴运动的吞噬细胞；在组织修复过程，它又可演变为成纤维细胞，此特征与脑膜瘤的多种细胞形态相符。(2)蛛网膜向硬脑膜突入，多突起，称蛛网膜绒毛，后者扩张而形成蛛网膜颗粒，它主要分布于大静脉窦的壁（如上矢状窦、窦汇、横窦）和静脉窦的静脉分支附近，以及颅底的嗅沟、鞍区（鞍膈、鞍旁）、上斜坡、第Ⅲ～Ⅺ对脑神经出颅腔的骨孔附近（特别是卵圆孔、内听道、颈静脉），而脑膜瘤也是好发于上述部位。蛛网膜绒毛细胞集在显微镜下呈旋涡状排列，有钙化的砂粒小体，这些改变与脑膜瘤的结构相似。少数脑膜瘤发生于不附着脑膜的部位，如脑实质内、脑室内、松果体内等可能这些脑膜瘤起源于异位蛛网膜细胞或脉络丛细胞。

由于蛛网膜细胞的分裂率很低，因此，脑膜瘤的发生必须有外因，如病毒感染、放射照射、外伤、遗传因素；或内源性因素，如激素、生长因子等。

（二）临床表现

脑膜瘤的临床表现因肿瘤生长部位不同而各有不同，故临床上常按照脑膜瘤的发生部位描述其临床特点。一般地讲，脑膜瘤可发生于任何年龄组，以中、老年多见，多在30～70岁间发病，在中年患者中女性多见，男女比例可达1：(1.5～2)。但是在非典型和间变性脑膜瘤中男性多见。脑膜瘤的好发部位是与蛛网膜纤毛分布情况相平行的，多分布于：(1)矢状窦旁。(2)鞍结节。(3)筛板。(4)海绵窦。(5)桥小脑角。(6)小脑幕等。脑膜瘤是颅内生长缓慢的占位病变，病程长，因邻近的脑组织和结构受压而引起相应的神经症状和体征。

1.病史　脑膜瘤因多数属良性肿瘤，生长慢，病程长。因肿瘤呈膨胀性生长，患者往往以头痛和癫痫为首发症状。

2.颅内压增高　症状可不明显。许多患者仅有轻微的头痛，甚至经CT扫描偶然发现脑膜瘤。因肿瘤生长缓慢，所以肿瘤往往长得很大，而临床症状还不严重。有时，患者眼底视乳头水肿已相当明显,甚至出现继发视神经萎缩,而头痛并不剧烈,无呕吐。值得注意的是,当"哑区"的肿瘤长得很大,无法代偿而出现颅内压增高时,病情会突然恶化,甚至会在短期内出现脑疝。

3.局部神经功能障碍 根据肿瘤生长的部位及邻近神经血管结构的不同,可有不同的局部神经功能障碍,如蝶骨嵴脑膜瘤外侧型(或翼点型)的表现与大脑凸面脑膜瘤类似,内侧型(床突型)多因包绕 ICA,MCA,眶上裂部位的脑神经和视神经,而出现相应的脑缺血表现和脑神经功能障碍。嗅沟脑膜瘤多长到很大时才出现症状,包括:Foster－Kennedy 综合征(同侧视神经萎缩、对侧视乳头水肿),精神改变,如压迫视路导致视野缺损等。

4.颅骨变化 脑膜瘤常可造成邻近颅骨骨质的变化,表现为骨板受压变薄、破坏,甚至穿破骨板侵蚀至帽状腱膜下,头皮局部可见隆起。有时,肿瘤也可使颅骨内板增厚,增厚的颅骨内可含肿瘤组织。

5.癫痫 位于额部或顶部的脑膜瘤易产生刺激症状,引起局限性癫痫或全身发作。

(三)CT 表现

成人脑膜瘤 1%～2%为恶性,5%～7%为不典型的,1%～2%为多发性。

1.常见表现 平扫呈圆形或类圆形均匀稍高或高密度灶,少数呈等密度,低密度和混杂密度少见。肿瘤密度多均匀、界限清晰,以广基与骨板或脑膜密切相连,有白质塌陷征。20%～25%可见钙化,钙化大小不等,形态各异,可呈斑点状或弧形,也可整个瘤体均匀钙化(图 2－12A～C)。60%可见瘤周水肿;瘤周低密度环除水肿外,亦可由扩大的蛛网膜下隙、白质脱髓鞘及局部脑软化所致。

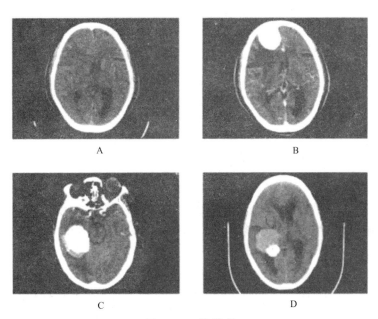

图 2－12 脑膜瘤

A、B 为同一患者,右侧额部脑膜瘤;A 为平扫呈等密度,周围有水肿;B 为增强扫描瘤体显著强化;C 为右侧额部脑膜瘤瘤体全部钙化,周围有水肿;D 为右侧脑室三角区脑膜瘤

增强扫描 90％出现明显均匀强化,5min 增强达高峰,可持续 20min;10％呈轻度强化或环状强化,提示出血、囊变、化生等;密集钙化者可不强化。MR 示脑膜面重度强化为脑膜瘤所特有(因此处为双重供血),其较特征性的硬膜尾征为结缔组织增生所致(但多有肿瘤细胞)。另一特征性且较常见的表现是骨质改变,发生率为 15％～20％,可表现为弥漫性或局限性增生,亦可为局部骨质破坏或侵蚀。

2.恶性脑膜瘤 影像学上无特异性征象或明确诊断标准。明显的瘤周水肿,无可见的钙化,可见囊变区域,瘤组织中度以上非均一强化,可供参考。形态不整,边界不清,颅骨广泛破坏,多为恶性。有人指出不能以水肿轻重来判断,因为脑膜瘤的水肿除与病理类型及良恶性有关外,还与肿瘤的部位、大小有关。

3.特殊表现

(1)低密度脑膜瘤:典型者呈高密度或等密度灶,少数病例由于病灶内广泛出血、坏死、囊变、瘢痕化、胶质增生或脂肪浸润,致病灶呈低密度改变。但强化明显、边界清楚者,仍需考虑脑膜瘤。

(2)囊性脑膜瘤:占脑膜瘤的 2％～4％,分瘤内、瘤周和混合型囊变。

(3)多发性脑膜瘤:可能为血行播散(自发性或术后)、经脑脊液种植或多中心瘤灶。一般认为多中心起源可能性大,但有经脑脊液播散的可能。各瘤灶呈典型脑膜瘤 CT 征象。

(4)侧脑室三角区脑膜瘤:不少见(图 2－12D)。而室管膜瘤多形态不规则、囊变、坏死,常向脑实质内浸润(但分化好者与脑膜瘤不易鉴别);脉络丛乳头状瘤发病年龄小,使脑脊液分泌增多、脑室积水明显可资鉴别。

(5)少见部位的脑膜瘤:主要指异位脑膜瘤,包括颅骨板障内、鼻窦、鼻腔及颈部软组织内等。甚至颅骨骨折时蛛网膜细胞嵌入骨折缝内,亦可产生异位脑膜瘤。

(6)斑块状脑膜瘤:有学者报道 1 例酷似硬膜外血肿。

(7)合并蛛网膜下隙出血和(或)硬膜下血肿:出血可能并非肿瘤本身,而是合并的异常改变如血管畸形。此外,上、下矢状窦旁脑膜瘤压迫和侵蚀上、下矢状窦可造成其阻塞并可继发脑积水。

四、髓母细胞瘤

髓母细胞瘤(MedulloblastoMa)是由 Bailey 与 Cushing 于 1925 年首先报道,是好发于儿童的颅内恶性肿瘤,是中枢神经系统恶性程度最高的神经上皮性肿瘤之一,有人认为其发生是由于原始髓样上皮未继续分化的结果。这种起源于胚胎残余细胞的肿瘤可发生在脑组织的任何部位,但绝大多数生长在第四脑室顶之上的小脑蚓部。主要表现为颅内压增高和共济失调等小脑症状常有复视及多种脑神经障碍,小脑扁桃体疝时常有颈强直、斜颈表现由于该肿瘤具有生长极为迅速手术不易彻底切除、并有沿脑脊液产生播散性种植的倾向,使得本病的治疗比较困难,平均病程为 4 个月左右。十余年来,随着综合疗法的进步,使患者的预后有了显著改善。

该病多见于小儿,其次为儿童与青年,发病年龄在 10 岁左右,偶见于成年人。肿瘤常位于小脑蚓部,占据第四脑室,部分病例可发生于小脑半球。临床上,患者出现脑积水,或进行性小脑症状(协调运动障碍、步履蹒跚)。经过脑脊液易发生播散。其治疗一般采用化学疗法及全脑照射,其 5 年生存率约 50%,10 年生存率为 25%,更长期生存者罕见。

(一)病因

近来的研究认为髓母细胞瘤由原始神经干细胞演化而成,此类细胞有向神经元及神经胶质细胞等多种细胞分化的潜能,属原始神经外胚叶肿瘤(PNETs),是一种神经母细胞瘤,其位于后颅窝者又专称为髓母细胞瘤。后颅窝中线处的髓母细胞瘤来源于后髓帆中向外颗粒层分化的室管膜增殖中心的原始细胞,这些细胞可能在出生后数年仍然存在。而偏于一侧生长的髓母细胞瘤则发生于小脑皮质的胚胎颗粒层,这层细胞位于软膜下小脑分子层表层,此层细胞在正常情况下于出生后 1 年内消失,这可能是髓母细胞瘤多见于儿童的原因之一。有人认为在大龄儿童及成人肿瘤主要来源于前者,而小龄儿童髓母细胞瘤则来源于后者。

(二)临床与病理

髓母细胞瘤是一种生长迅速并且高度恶性的肿瘤,占原发性颅内肿瘤的 2%~6%,占所有幕下肿瘤的 30%~40%,是儿童第二位的颅脑肿瘤及最常见的幕下肿瘤,75% 发生在 15 岁以下。儿童绝大多数发生于小脑蚓部,成人则常见于小脑半球的背侧面。肿瘤主要起源于第四脑室后髓帆的原始神经外胚层细胞,肿瘤可向各个方向生长,易侵入第四脑室,从而引起梗阻性脑积水,早期出现颅内压增高症状。肿瘤充满第四脑室后还可经外侧孔侵入桥小脑角区;经正中孔侵入枕大池及椎管内;肿瘤亦可经导水管侵入第三脑室,约 2/3 的病例可出现蛛网膜下隙种植。肿瘤质软,富于细胞和血管,呈浸润性生长。细胞分化差,恶性程度高,可囊变,较少发生坏死、出血,钙化少见。本病对放射治疗比较敏感。

(三)CT 表现

绝大部分位于小脑蚓部(93%),极少数位于小脑半球(7%)。

1. 典型表现

(1)后颅窝中线处高密度肿块,少数为等密度;边缘清楚,密度均匀,出血、坏死囊变少见,钙化亦较少(10%~15%)。

(2)肿瘤血供丰富,故多呈均匀性中度以上强化,强化曲线呈速生速降型。

(3)约 46% 瘤周有水肿,多较轻;第四脑室多呈"一"字形前移,幕上脑室可明显扩大。

(4)易经脑脊液在脑室和蛛网膜下隙内种植转移,甚至转移至大脑和脊髓(少见);此外,还可见血行转移至骨、淋巴结、肺、胸膜、肝,但均罕见。

2. 不典型表现

(1)小脑多发结节样病灶。

(2)肿瘤可发生于第四脑室、小脑半球甚至侵犯桥臂及脑干,亦可见于幕上。

(3)表现为单纯囊性病变。

(4)病变轻度强化或不强化。

五、垂体腺瘤

垂体腺瘤(Pituitary adenoma)简称垂体瘤,是属于内分泌系统的一种肿瘤,多系良性。主要起源于垂体腺的前叶(腺垂体),而起源神经垂体的患者罕见。发生率较高,人群发生率一般为 1/10 万,约占颅内肿瘤的 10%,其发病率仅次于胶质瘤和脑膜瘤,居颅内肿瘤的第三位。以中年人多见,30～40 岁多见,男女比例无明显差异。瘤体直径在 1cm 以内,且局限于鞍内者,称微腺瘤;直径 1～3cm,突破鞍隔者,称大腺瘤;直径超过 3cm,肿瘤向鞍旁和视丘下部伸展者,称为巨大腺瘤。后者向鞍上发展可达第三脑室内,向蝶鞍发展可累及海绵窦,伸入颅中窝。向后可长入脚间池和斜坡,向下可突破鞍底进入蝶窦内或鼻咽部。

(一)分类

1.根据垂体瘤的光学显微镜表现按发生率递减排列

(1)厌色性最常见。最初认为是"非功能性的",实际上可产生泌乳素、GH 或 TSH。

(2)嗜酸性分泌 PRL、TSH 或 GH(儿童巨人症或成人肢端肥大)。

(3)嗜碱性分泌 LH、FSH、ACTH(Gushing 病)。

(4)混合性。

2.根据垂体瘤的分泌产物的分类法　功能性垂体腺瘤具有活跃的分泌功能,根据分泌产物可分为:(1)GH 型垂体腺瘤。(2)PRL 型垂体腺瘤。(3)ACTH 型垂体腺瘤。(4)TSH 型垂体腺瘤。

约有 70% 的垂体瘤分泌 1 或 2 种激素,在血浆中可测出,并且产生特定的临床综合征。

(二)临床表现

垂体中的各种内分泌细胞可产生相应的内分泌细胞腺瘤,引起内分泌功能紊乱,在早期微腺瘤阶段即可出现内分泌功能激进征象。随着腺瘤的长大和发展,可压迫、侵蚀垂体组织及垂体蝶鞍周围结构,产生内分泌功能降低,出现视功能障碍及其他脑神经和脑症状。

1.头痛　早期约 2/3 的患者有头痛,主要位于眶后、前额和双颞部,程度轻,间歇性发作。多系肿瘤直接刺激、或鞍内压增高;引起垂体硬脑膜囊及鞍部受压所致,当肿瘤突破鞍隔,鞍内压降低,疼痛则可减轻或消失。晚期头痛可因肿瘤向鞍旁发展侵及颅底硬脑膜及血管和压迫三叉神经而引起。少数巨大腺瘤向鞍上发展突入第三脑室,造成室间孔或导水管梗阻,出现脑积水导致颅内压增高,此时头痛较剧。肿瘤坏死、出血、瘤内压力急剧增高时,亦会引起剧烈头痛,瘤壁破裂致垂体卒中性蛛网膜下隙出血者,表现为突发剧烈头痛,并伴其他神经系统症状。

2.视力、视野障碍　在垂体腺瘤尚未压迫视神经视交叉前,多无视力、视野障碍,但个别微腺瘤病例可出现视力减退,双颞侧视野缺损或偏盲,这可能与高灌注状态的微腺瘤通过它与视交叉共同的供应血管"盗取"或干扰了视交叉的正常血供有关。随着肿瘤长大,约 50%～80% 的肿瘤向上压迫视通路的不同部位而致不同视功能障碍,典型者多为双颞侧偏盲。根据视通路纤维排列特点,典型的视野缺损为颞上象限先受累,初呈束状缺损后连成片,先影响红视野,后影响白视野。随着肿瘤增大,典型者依次出现颞下、鼻上、鼻下象限受累,以致全盲。如肿瘤偏向一侧,出现单眼偏盲或全盲。少数视交叉前置者,肿瘤向鞍后上方发展累及第三脑室,亦可无视力视野障碍。视力障碍多系晚期视神经萎缩所致。

3.其他　如肿瘤向后上发展压迫垂体柄和下丘脑可出现下丘脑功能障碍,表现为低血压、体温调节紊乱、水电解质紊乱、心脏及呼吸节律紊乱,以及意识障碍等晚期肿瘤表现,因垂体腺瘤导致尿崩症者较为罕见。肿瘤累及第三脑室、室间孔、导水管,可致颅内压增高,肿瘤向前方伸展至额叶,可引起精神症状、癫痫及嗅觉障碍;肿瘤向侧方侵袭海绵窦,可发生第Ⅲ、Ⅳ、Ⅵ脑神经麻痹,侵入鞍旁,突向颅中窝可引起颞叶癫痫,肿瘤向后长入脚间池、斜坡,压迫脑干,脑干受压可以引起瞳孔、肌张力和呼吸的改变,可出现肢体偏瘫和交叉性麻痹,甚至昏迷等,向下突入蝶窦、鼻腔和鼻咽部,可出现鼻出血、脑脊液漏,并发颅内感染。

4.不同种类垂体腺瘤的内分泌表现

(1)生长激素细胞腺瘤:生长激素分泌致骨、软组织和内脏过度生长,早期瘤仅数毫米大小,主要表现为分泌生长激素过多。未成年患者可发生生长过速,甚至发育成巨人。成人以后为肢端肥大的表现。如面容改变,额头变大,颧弓高,下颌突出、鼻肥大、唇增厚、手指变粗、穿鞋戴帽觉紧,数次更换较大的型号,甚至必须特地制作,有的患者并有饭量增多,毛发皮肤粗糙,色素沉着,手指麻木等。舌、咽、软腭、悬雍垂和声带肥厚可出现睡眠呼吸暂停综合征,声音粗深。重者感全身乏力,头痛关节痛,性功能减退,闭经不育,甚至并发糖尿病。

(2)催乳素细胞腺瘤:主要为泌乳素增高,雌激素减少所致闭的闭经、溢乳、不育为临床特征,又称 Forbis—Albright 综合征。女青年多见,常为微腺瘤,症状少。临床表现与病程及肿瘤大小有关;重者腋毛脱落、皮肤苍白细腻、皮下脂肪增多,还有乏力、易倦、嗜睡、头痛、性功能减退等。男性则表现为性欲减退、阳痿、乳腺增生、胡须稀少、重者生殖器官萎缩、精子数目减少、不育等,男性女性变者不多。

(3)促肾上腺皮质激素细胞腺瘤:女性多于男性,临床表现为身体向心性肥胖、满月脸、水牛背、多血质、腹部大腿部皮肤有紫纹、毳毛增多等。女性性欲减退、月经稀少、闭经,溢乳,不孕;男性性欲减退、阳痿、精子减少,睾丸萎缩,全身乏力,甚至卧床不起。骨质疏松易致病理性脊柱压缩性骨折和肋骨骨折,有的患者并有高血压、糖尿病等。

(4)甲状腺刺激素细胞瘤:少见,由于垂体甲状腺刺激素分泌过盛,引起甲亢症状,在垂体瘤摘除后甲亢症状即消失。另有甲状腺机能低下反馈引起垂体腺发生局灶增生,渐渐发展成垂体腺瘤,长大后也可引起蝶鞍扩大、附近组织受压迫的症状。

(5)滤泡刺激素细胞腺瘤:非常少见,只有个别报告临床有性功能减退、闭经、不育、精子数目减少等。

(6)黑色素刺激素细胞腺瘤:非常少见,只有个别报告患者皮肤黑色沉着,不伴皮质醇增多。

(7)无内分泌功能细胞腺瘤:早期患者无特殊感觉,肿瘤长大后可压迫垂体组织致垂体功能不足。或压迫视交叉时出现头痛、视力减退、视野缺损、颅神经麻痹等临床表现。

(8)恶性垂体瘤:病史短,病情进展快,不只是肿瘤长大压迫垂体组织,并且向四周侵犯,致鞍底骨质破坏或浸入海绵窦,引起动眼神经麻痹或展神经麻痹。有时肿瘤穿破鞍底长至蝶窦内,短时期内神经症状暂不明显。

(三)CT 表现

正常垂体的高度:男性<7mm,女性<9mm(但这一标准并非绝对,正常高度内可有微腺瘤);垂体柄粗<4mm。但高度<3mm 亦可认为异常。正常垂体上缘和垂体柄交界处可略上凸。如哺乳期、妊娠期及青年女性的垂体上缘可轻度上凸,高度可达 10~12mm,故临床症状不典型者不可贸然诊断为微腺瘤。

1.垂体大腺瘤　平扫表现为鞍上池前部肿物,可呈圆形或椭圆形,少数呈分叶状(图2—13)。肿瘤可呈等密度或稍高密度,多密度均匀(67%)。少数可见坏死囊变,肿瘤越大囊变机会越高,2%～4%可见钙化。多数有蝶鞍扩大、鞍底骨质吸收、海绵窦外缘膨隆、颈内动脉受压包裹等占位效应表现,甚至可突入蝶窦内。增强扫描98%可见强化,多呈均匀明显强化,也可呈环形强化。肿瘤强化的速度慢于正常垂体,但强化时间长。

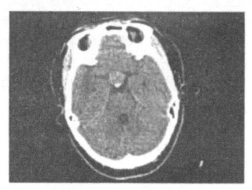

图2—13　垂体瘤

垂体瘤卒中偶见,即垂体腺瘤发生出血或缺血坏死,肿块短期内急剧增大,而表现为肿块内高密度出血区(也可见血液平面)或低密度区,增强扫描呈周边强化。

2.垂体微腺瘤　平扫难以发现,呈等密度或低密度。增强早期微腺瘤呈局限性圆形或类圆形低密度。其间接征象有:鞍底局限性变薄下陷、垂体柄偏移、垂体高度增加和上缘局限性隆凸。

六、颅内转移瘤

颅内转移瘤是常见的颅内肿瘤之一。随着社会人口老龄化的发展,癌症诊治手段的改进与提高,癌症患者总体生存期的相应延长,颅内转移瘤的临床发病率也不断提高。

目前,公认肿瘤来源的前三位是肺癌、子宫与卵巢癌、黑色素瘤,而从每种癌肿发生颅内转移频率来看,则最常见的依次为黑色素瘤、乳腺癌和肺癌。

(一)病理
脑转移瘤大多为多发,呈多结节型,依其病理特点可分为以下两大类。

1.结节型　这是最常见的类型,病变大小差异很大,大者直径可达10cm以上,小者常常肉眼无法看见。又可分为单发和多发2类,多发者常常是由于瘤细胞分次或经不同的动脉系统同时进入脑内所致。肿瘤常呈球形,边界清楚,初始在白质与皮质交界处生长,后逐渐长大,内向白质生长,外可侵及硬膜,生长速度常较快,若伴有出血或囊性变可急剧起病,临床症状明显,肿瘤质地软硬不等,血运不丰富。可呈紫色,也可为灰黄色或灰红色,肿瘤较小时常呈实体性,若长大生长快常有中心部分囊性变甚至出血,囊腔内含有黄色、淡红色或咖啡色液体,个别呈脓性,肿瘤周边水肿明显致使边界相对清楚,其水肿程度可与肿瘤种类、肿瘤血管的数量和通透性、局部代谢及肿瘤细胞分泌的液体有关,也可与肿瘤的转移机理、动脉血供的特殊性以及大脑上静脉解剖上的特殊性有关。但水肿与肿瘤的恶性程度没有明显关系。显微镜下肿瘤组织之间边界不清,瘤细胞巢常沿血管外膜及脑组织向四周浸润,周围组织水肿、软化及胶质增生。其组织特点与原发瘤的特点相一致。明显者可由此推断出原发瘤,以指导临床寻找原发灶加以治疗。但在分化程度较低者并不能明确原发病灶,常与临床上的胶质瘤特点相混,若出现腺瘤样或乳头状结构可能误诊为室管膜瘤。但转移瘤有其本身固有的特点,如癌细胞常单个散于正常神经细胞、炎症灶或凝固性坏死背景中,边界清,核增大有异型性,核浆比值增加,核膜明显,核仁变大,染色质呈网状,胞质内还可出现空泡等。

2.弥漫型 较少见。可单独存在或与结节型同时存在,常为全身系统性疾病所致,表现为脑膜广泛种植,累及软脑膜、蛛网膜,使之普遍增厚呈灰白色、不透明,有时有点状出血和瘤结节散布,显微镜下可见硬膜下有瘤细胞浸润。

(二)转移途径

肿瘤细胞可经过以下途径转移到颅内。

1.经血流 这是最常见的途径,原发性肿瘤细胞首先侵入体循环中的静脉血管,形成肿瘤栓子,经血流从右心房、右心室到达肺部血管,故大部分在肺部形成转移瘤,只有那些较小的癌栓才能通过肺部毛细血管,随血流进入左心室再经颈内动脉或椎-基底动脉系统转移到颅内,这是肺外病变的常见转移途径。而肺癌及肺部转移瘤所致癌栓可直接进入肺静脉再经左心室进入颅内,这是肺癌、乳腺癌、黑色素瘤等病变的转移途径。有作者认为腹部癌肿可直接进入椎静脉丛,再逆流进入颅内。

2.直接侵入 邻近部位的肿瘤如鼻咽癌、视网膜母细胞瘤、颈静脉球瘤、耳癌、头皮及颅骨的恶性肿瘤可直接浸润,破坏颅骨、硬脑膜或经颅底孔隙侵入颅内,也可称之为侵入瘤。

3.经蛛网膜下隙 这是极少数肿瘤的转移途径,如脊髓内的胶质瘤或室管膜瘤可经此入颅;眶内肿瘤也可侵入视神经周围固有的蛛网膜下隙从而转移到颅内。

4.经淋巴系统 肿瘤细胞可经脊神经和脑神经周围的淋巴间隙进入脑脊液循环或经椎静脉丛侵入颅内,这实际上是经淋巴-蛛网膜下隙的转移方式。癌肿易发生淋巴系统转移,是肉瘤的3倍,肉瘤常为血行播散,但由于淋巴系统与静脉系统有广泛交通,故而癌肿经淋巴转移后,最终绝大部分还是经血流转移到颅内。

(三)临床表现

对于每一个脑转移瘤患者,其临床表现应包括原发癌肿、脑和脑外转移灶的表现,此处仅阐述脑转移瘤的临床表现。

1.起病方式

(1)急性起病:占40%~60%。首发症状分别为癫痫(12%~20%)、卒中(10%)、蛛网膜下隙出血(1%)、感觉异常(10%)、语言障碍(1%)、动眼神经麻痹(2%)以及舞蹈样手足徐动、尿崩、眩晕等。

(2)慢性进行性起病:占50%~60%。首发症状为头痛(23%~60%),精神障碍(9%~50%)。

2.疾病病程

(1)急性进展:约占46.6%。常卒中样起病,在1~2d内迅速昏迷和偏瘫,病情进展恶化,病程一般不超过 2 周,多见于绒毛膜上皮癌、黑色素瘤脑转移伴出血、多发性脑转移瘤、癌栓塞或脑血管急性受压以及转移灶位于重要功能区。

(2)中间缓解期:约占 21.4%。即急性起病后经过一段时间的缓解期,颅内占位症状复出并进行性加重。其原因可能是癌栓塞引起急性起病后由于血管运动障碍逐步减轻或出血吸收,临床表现逐步得到缓解,以后由于肿瘤体积增大和伴随的脑水肿使症状再次加重。中间缓解期一般为一周至数周,个别可长达 4 年或 8 年。少数患者可表现为 TIA 样发作,历时数周或数月。

(3)进行性加重:约占 32%。或急性或慢性起病,并呈进行性加重,历时 3~4 月。

2.疾病症状 脑转移瘤的临床表现类似于其他颅内占位性病变,可归结为:(1)颅内压增高症状。(2)局灶性症状和体征。(3)精神症状。(4)脑膜刺激征。临床表现因转移灶出现的时间、病变部位、数目等因素而不同。有的患者在发现原发肿瘤的同时即可出现脑转移瘤的症状,但常见的是脑转移瘤的症状迟于原发肿瘤。

(1)颅内压增高症状:头痛为最常见的症状,也是多数患者的早期症状,常出现于晨间,开始为局限性头痛,多位于病变侧(与脑转移瘤累及硬脑膜有关),以后发展为弥漫性头痛(与脑水肿和癌肿毒性反应有关),此时头痛剧烈并呈持续性,伴恶心呕吐。在病变晚期,患者呈恶病质时,头痛反而减轻。由于脑转移瘤引起的颅内压增高发展迅速,因此头痛和伴随的智力改变、脑膜刺激征明显,而视神经乳头水肿、颅骨的颅高压变化不明显。

(2)常见体征:根据脑转移瘤所在的部位和病灶的多少,可出现不同的体征。常见有偏瘫、偏身感觉障碍、失语、颅神经麻痹、小脑体征、脑膜刺激征、视神经乳头水肿等。体征与症状的出现并不同步,往往前者晚于后者,定位体征多数在头痛等颅高压症状出现后的数天至数周始出现。对侧肢体无力的发生率仅次于头痛,居第二位。

(3)神经、精神症状:见于 1/5~2/3 的患者,特别见于额叶和脑膜弥漫转移者,可为首发症状。表现为可萨可夫综合征、痴呆、攻击行为等。65%患者会出现智能和认知障碍。

(4)脑膜刺激征:多见于弥漫性脑转移瘤的患者,尤其是脑膜转移和室管膜转移者。有时因转移灶出血或合并炎症反应也可出现脑膜刺激征。

(5)癫痫:各种发作形式均可出现,见于约 40%的患者,以全面性强直阵挛发作和局灶性癫痫多见。早期出现的局灶性癫痫具有定位意义,如局灶性运动性癫痫往往提示病灶位于运动区,局灶性感觉发作提示病变累及感觉区。局灶性癫痫可连续发作,随病情发展,部分患者表现全面性强直阵挛发作,肢体无力。多发性脑转移易于发生癫痫发作,但能否根据发作的多形式推测病灶的多发性,尚有不同意见。

(6)如转移瘤堵塞了脑脊液循环通路,还可形成梗阻性脑积水。

(7)其他:全身虚弱,癌性发热为疾病的晚期表现,见于 1/4 患者,并很快伴随意识障碍。

(四)CT 表现

1.脑内转移瘤

(1)平扫呈等密度、低密度和高密度,其密度取决于细胞成分、肿瘤血供以及瘤组织有无坏死、囊变、出血、钙化。60%~70%为多发病灶,87%灶周有水肿。水肿明显(57%),占位效应是一个显著特征。尤其所谓的"病灶小、水肿大"有助于本病的诊断(图 2—14)。

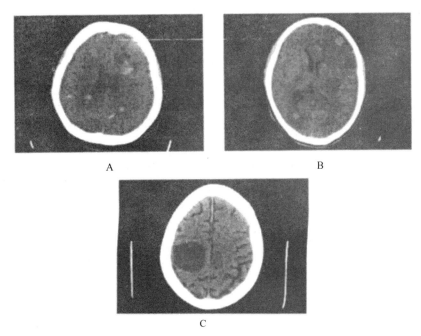

图 2—14　脑转移瘤

A. 左右大脑有许多高密度结节,左侧额叶有轻度水肿;B. 左侧额叶、右侧枕叶均有高密度结节,周围水肿;C. 病灶呈壁厚薄均匀的水样密度灶

(2)绝大多数血供丰富,呈轻、中度环形或结节样强化。坏死者强化的囊壁厚薄不均,可有结节状突起。不典型表现:①高密度灶:多为瘤内有较多砂粒体钙化所致,而不是出血,CT值可高达95Hu。②无强化。③无水肿。④无占位效应。

2. 脑膜转移

(1)平扫可表现正常或呈交通性脑积水、间质性水肿等非特异性征象,有时可显示脑池、脑沟变模糊。

(2)增强扫描脑膜转移瘤可呈两种强化类型:Ⅰ硬膜—蛛网膜增强:为肿瘤累及硬膜或同时累及蛛网膜的强化表现。其特点为沿颅骨内板走行的弯曲线状强化,局部可伴有结节状强化,但不伸入脑沟或基底部脑池。Ⅱ软膜—蛛网膜下隙增强:是软膜、蛛网膜及蛛网膜下隙受累的强化表现。典型征象为蛛网膜下隙内出现弥漫性或结节状强化,延伸入脑沟、脑池。可由于病变侵及软脑膜下方的脑实质,在浅表皮质内有灶性或不规则强化。

七、颅咽管瘤

颅咽管瘤(Craniopharyngioma)为一种较常见的胚胎残余组织肿瘤,起源于胚胎原始口腔相连部分的颅咽管中残存的鳞状上皮细胞。该肿瘤可以在鞍内、鞍旁、鞍上、视交叉前方/后方、下丘脑、第三脑室内、蝶窦、鼻咽腔后壁及鞍背等部位发生,肿瘤多位于鞍上或伸入第三脑室,亦可位于鞍内并向鞍上发展。发生率占颅内肿瘤的 6.2% 左右,在先天性肿瘤中约占

62%,可发生于任何年龄,但多见于儿童、青年,是儿童最常见的先天性颅内肿瘤,为儿童鞍区肿瘤的第一位,男性略多于女性。肿瘤属于良性,极少恶变。

(一)病因

有关颅咽管瘤的组织发生,目前有两种学说比较普遍被人们接受。

1.先天性剩余学说 这是被人们比较广泛接受的组织发生学说。Erdheim 最早观察到正常垂体的结节部有残存的鳞状上皮细胞,认为颅咽管瘤起源于这些残余的上皮细胞。在胚胎时期的第 2 周,原始的口腔顶向上突起形成一个深的盲袋,称为 Rathke 袋,随着进一步发育,Rathke 袋的下方变窄而呈细管状,即称之为颅咽管或垂体管。在正常情况下,胚胎 7~8 周颅咽管即逐渐消失,在发育过程中常有上皮细胞遗留,即成为颅咽管瘤的组织来源。

2.鳞状上皮化生学说 1955 年 Luse 和 Kernohan 观察了 1 364 例尸检的垂体腺,结果发现仅 24%有鳞状上皮细胞巢,其出现率随年龄的增长而增高,20 岁以下者鳞状上皮细胞巢出现率很低,因此,他们认为鳞状上皮细胞巢是垂体细胞化生的产物,而不是胚胎残留。另外,还有人观察到垂体腺细胞和鳞状上皮细胞的混合,并且见到二者之间有过度,这一发现也支持化生学说。

(二)病理

颅咽管瘤体积一般较大,肿瘤形态常呈球形、不规则形,或结节状扩张生长,无明显包膜,界限清楚,范围大小差异明显,大多为囊性多房状或部分囊性,少数为实质性,只含少数小囊腔。瘤体灰红色,囊液可为黄色、棕色、褐色或无色。如囊肿破裂,囊液溢出,可引起脑膜炎和蛛网膜炎。囊性者多位于鞍上,囊性部分常处于实质部的上方,囊壁表面光滑,厚薄不等,薄者可如半透明状,上有多处灰白色或黄褐色钙化点或钙化斑,并可骨化呈蛋壳样,囊内容为退变液化的上皮细胞碎屑(角蛋白样物),囊液呈机油状或金黄色液体,内含闪烁漂浮的胆固醇结晶,一般 10~30mL,多者可达 100mL 以上。肿瘤实质部常位于后下方,呈结节状,内含钙化灶,有时致密坚硬,常与颅内重要血管、垂体柄、视路及第三脑室前部等粘连较紧并压迫上述结构。肿瘤亦可引起脑组织的胶质反应带形成假包膜,有时可呈乳头状突入丘脑下部,手术牵拉肿瘤时可能造成丘脑下部损伤。实质性肿瘤多位于鞍内或第三脑室内,体积较囊性者为小。

肿瘤组织形态可分为釉质表皮型和鳞状表皮型两种。釉质表皮型多见,主要发生于儿童。此型最外层为圆柱状上皮细胞,向中心逐渐移行为复层的角形、鳞状表皮样细胞,最内层为细胞排列疏松的星形胶质细胞。鳞状表皮型细胞间桥发育的多形性肿瘤细胞呈复层状、岛状发育,虽伴有丰富血管结缔组织的间质,但看不到囊肿形成,明胶化和钙化。瘤组织常有退行性变、角化及小囊肿,囊内脱落细胞吸收钙后形成很多散在钙化灶为颅咽管瘤的显著特征,几乎所有颅咽管瘤在镜下都可见到钙化灶,大多数病例在放射检查时可发现钙化灶。颅咽管瘤常伸出乳头状突起进入邻近脑组织(特别是下丘脑),使得肿瘤与这些脑组织紧密相连,故手术时常不易完全剥去。鳞形乳头型由分化良好的扁平上皮细胞组成,其中隔有丰富的纤维血管基质,细胞被膜自然裂开或由于病变裂开而形成突出的假乳头状,一般无釉质型的角化珠、钙化、炎性反应及胆固醇沉积,此型多为实体性肿瘤。偶有报道颅咽管瘤生长迅速,呈侵袭性复发,但多数学者并不认为是恶性变,一些电镜下有间变表现的肿瘤,在组织培养中虽有成囊的倾向,但几乎无有丝分裂的活性。

颅咽管瘤的血供因发生部位不同而有差异,鞍上肿瘤的血供主要来自于 Willis 环前循环的小动脉,也有认为有直接来自颈内动脉,后交通动脉的供血。但颅咽管瘤不接受来自大脑后动脉(或基底动脉)的供血,除非肿瘤接近该血管供血的第三脑室底部。鞍内肿瘤的血供来自海绵窦内颈内动脉的小穿透动脉。肿瘤向四周生长可压迫视神经交叉、脑垂体、第三脑室底部、丘脑下部、甚至阻塞一侧或两侧的室间孔而引起阻塞性脑积水。鞍内型肿瘤大多为实质性,体积较小,早期限于鞍内可直接压迫垂体,以后向上生长可影响视神经、视交叉及第三脑室。

(三)临床表现

1.发病年龄　全年龄组的发病高峰为 15 岁,70％是发生在 15 岁以下的儿童和少年,是儿童最常见的鞍区肿瘤。

2.视力视野障碍　肿瘤位于鞍上,可压迫视神经、视交叉甚至视束,早期即可有视力减退,多为缓慢加重,晚期可致失明。视野缺损差异较大,可有生理盲点扩大、象限性缺损、偏盲等。成人尚可见到双颞侧偏盲、原发性视神经萎缩;儿童常有视乳头水肿,造成视力下降。

3.内分泌紊乱　小儿较成人多见,主要是由于肿瘤压迫或侵犯垂体和下丘脑所致。临床多见以下某一表现为主的垂体和下丘脑联合症状群。

(1)垂体功能障碍:多种垂体激素分泌不足的表现如下:①儿童骨骼发育迟缓,与生长激素(GH)分泌不足有关。②易于乏力倦怠,食欲不振,与促甲状腺素(TSH)分泌不足相关。③面色苍白与褪黑激素(MSH)分泌不足有关。④性器官发育不良,成人性功能低下与性腺激素(LH 和 FSH)分泌不足有关。⑤女性停经和泌乳障碍,与泌乳素(PRL)分泌异常有关。

(2)下丘脑功能障碍:一般来讲,只有当病变侵犯双侧下丘脑时才会出现症状。

①体温异常:变温(后部丘脑),低体温(通常是后部下丘脑)和高体温(前部下丘脑);正常体温调节的调节中枢在视前区的前部,而升高和降低体温的生理反应中枢在后部下丘脑。

②意识和睡眠障碍:意识水平和睡眠方式的控制中枢部分在下丘脑,其后部病变可导致嗜睡或昏迷,罕有失眠。

③自主神经功能紊乱:下丘脑腹内侧和后部(交感输出)病变和室旁、外侧和前区(副交感输出)病变可造成自主神经功能紊乱,表现为血压波动,心律异常,呼吸紊乱伴有肺水肿和(或)出血,以及神经源性的消化道溃疡。

④水平衡紊乱:水平衡的控制通过视上核和室旁核的渗透压感受器调节,此区的损伤可导致抗利尿激素分泌不正常,严重者可出现尿崩症;视上核-垂体束损伤可导致一过性尿崩。

⑤肥胖:下丘脑腹内侧区(过饱中枢)损伤导致贪食所致,也可由于损伤横过此区的儿茶酚胺旁路所致。瘦弱是外侧下丘脑受损非常罕见的症状。

⑥非产后泌乳:是由于正常情况下抑制垂体分泌泌乳素的下丘脑多巴胺能旁路紊乱。

⑦记忆障碍:可能源于手术时损伤乳头体、下丘脑腹内侧区或双侧乳头丘脑束所致。

⑧精神异常:下丘脑腹内侧区损伤导致抑制障碍(克制障碍),易怒或恐惧。

4.颅内压增高症状

多见于合并脑积水的患者。造成颅内压增高的主要原因是肿瘤向上生长侵入第三脑室,梗阻室间孔。颅高压在儿童除表现为头痛、呕吐外,还可出现头围增大、颅缝分离等。

5.局部神经功能障碍

(1)肿瘤向鞍旁发展,可产生海绵窦综合征。

(2)向颅前窝发展,可有精神症状、记忆力减退、大小便不能自理、癫痫及失嗅等。

(3)向颅中窝发展,可产生颞叶损伤症状。

(4)肿瘤向后(斜坡、脑桥小脑脚)发展,产生脑干以及小脑症状。

(四)CT 表现

肿瘤好发于鞍上且向前上方生长,鞍内少见,亦可位于蝶骨、蝶窦、咽顶等部位,还有报道1例位于颞部。儿童期占鞍区肿瘤的54%,成人期占鞍区肿瘤的20%。可分为3种类型:

1.囊性 约占60%。鞍上圆形或卵圆形囊性低密度灶(少数为等密度、高密度),少数可呈多囊性。囊壁可有连续或不连续钙化,极少呈斑块状钙化。增强扫描未钙化囊壁轻度强化。

2.囊实性 约占30%。实性部分呈等或略低密度,囊性部分边缘为蛋壳样钙化,实性部分呈斑点、斑块状钙化。增强扫描实性部分及囊壁轻度强化。

3.实性 约占10%。呈等密度肿块,其内或边缘可见斑块、斑点状钙化,极少数为蛋壳样钙化。增强扫描实性肿块轻至中度强化。

总之,颅咽管瘤以囊性为主、囊性及实性部分有钙化,且钙化(本病钙化率约占85%)有其特异性,即囊性或囊性部分以壳状钙化为主,实性或实性部分以斑块状钙化为主(图2-15)。而且囊性部分多位于肿瘤的前上方或一旁,较少位于肿瘤中间。灶周一般无水肿,室间孔阻塞易出现脑积水。

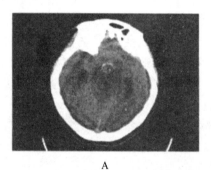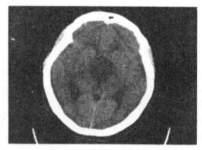

图2-15 颅咽管瘤

A、B为同一患者,鞍上池区有以囊性为主的囊实性占位,其内有弧状、斑点状钙化

第六节 颅内感染性疾病

一、脑脓肿

脑脓肿(brain abscess)是化脓性细菌进入脑组织引起炎性改变,进一步导致脓肿形成,常

是败血症或中耳炎的并发症。可单发或多发,幕上多见,颞叶占幕上脓肿的40%。常见的致病菌为金黄色葡萄球菌、链球菌和肺炎球菌等。

（一）临床表现

初期患者除原发感染症状外,一般都有急性全身感染症状。脓肿形成以后,上述症状好转或消失,并逐渐出现颅内压增高和脑定位症状,可出现剧烈头痛、呕吐、意识障碍等表现。

（二）病理基础

感染进入脑实质后,首先是急性脑炎期,表现为白质区的水肿;随后中央坏死液化,形成脓肿,周围为脓肿壁。水肿开始减轻。脓肿壁内层为炎症细胞带,中层为肉芽和纤维组织,外层是神经胶质层。多中心融合的脓腔内可见分隔,脓肿破溃外溢可形成多房脓肿。

（三）CT表现

1.急性脑炎期　发病10d内,病灶表现为边缘模糊的低密度区,脑炎早期占位效应不显著。脑炎晚期（发病4d后）有占位效应和水肿。增强扫描一般无强化,偶可有斑片状及脑回状强化。

2.化脓期和包膜形成期　平扫脓肿壁为等密度,约50%可显示脓腔。一般第10~14d即可见完整的壁和厚度均一的明显环状强化,壁厚约5mm左右,囊套囊征象有助于诊断（图2-16）。脓肿形态可为圆形、椭圆形或不规则形。脓肿吸收后可遗留钙化灶。

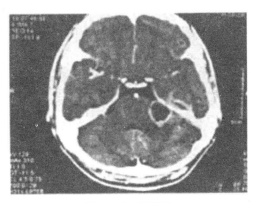

图2-16　脑脓肿

3.小脓肿　平扫脓肿与水肿融为一体,脓肿壁及腔显示模糊。增强扫描壁厚、水肿及占位效应轻,可呈结节状强化。

4.非典型脑脓肿　不典型者平扫只显示低密度,未显示脓肿壁。增强扫描强化环不连续、部分片状强化或分房状强化。

二、病毒性脑炎

病毒性脑炎(viral encephalitis,VE)为病毒或其毒素所致,常见感染源为疱疹病毒、麻疹病毒等。影像学上无特异性表现,区分困难。单纯疱疹病毒性脑炎湿病毒性脑炎中较常见的一种,又称急性坏死性脑炎,本病发病急,病情重,死亡率高。

（一）病理

单纯疱疹病毒是一种嗜神经 DNA 病毒，分为Ⅰ、Ⅱ型，近 90％是由Ⅰ型病毒引起，其余为Ⅱ型所致，病毒先引起 2～3 周的口腔和呼吸道原发感染，然后沿三叉神经分支经轴突逆行至三叉神经节，在此潜伏。颞叶额叶等部位出血性坏死，大脑皮质的坏死常不完全，以皮层和浅第 3、5 层的血管周围最重，可见病变脑神经细胞和胶质细胞坏死、软化和出血，血管壁变性坏死，血管周围可见淋巴细胞、浆细胞浸润；急性期后可见小胶质细胞增生。软脑膜充血，并有淋巴细胞和浆细胞浸润。

（二）临床表现

发病前有上呼吸道感染史，约 25％患者口唇有单纯疱疹病史。发热、呕吐、抽搐、精神症状、意识障碍，严重者常于发病后 2～3d 内死亡。幸存者遗有癫痫、偏瘫、健忘等后遗症。

（三）CT 表现

1.几种病毒性脑炎的 CT 特点

（1）单纯疱疹病毒脑炎

①Ⅰ型多见于成人，Ⅱ型常见于小儿。

②平扫低密度位于两侧颞叶或额叶，偶见于顶叶；与豆状核之界限清楚（壳核一般不受累）是与其他病毒性脑炎的鉴别点。

③增强可呈斑点状强化或线样、脑回样强化。

④可伴点、条状出血。

⑤慢性期有脑萎缩及脑软化等并发症。

2.带状疱疹病毒脑炎

（1）可见于小儿及成人。

（2）主要累及双侧颞、额叶下部，不累及豆状核。

（3）可出现线状、脑回状或环状强化。

（4）可有斑片状出血。

（5）病变晚期可见严重的脑萎缩、脑软化和白质内多发钙化。

3.巨细胞病毒脑炎　多见于新生儿。CT 可见脑实质炎症改变及特异性室旁钙化，部分病灶有强化。

4.亚急性硬化性全脑炎　一般认为由麻疹病毒所致。

（1）多见于 20 岁以下，尤以 12 岁以下儿童多见。

（2）早期可正常。

（3）随病情进展可见局部脑肿胀。

（4）进行性皮质萎缩。

（5）基底节及白质低密度。

（6）病灶无强化。

此外，EB 病毒性脑炎以及乙脑和腮腺炎病毒性脑炎主要引起两侧基底节区（主要累及豆状核和尾状核）对称性低密度，特点显著。

三、脑囊虫病

脑囊虫病为硬脑膜与蛛网膜之间的脓液积聚。

(一)病因病理

常见原因是鼻窦炎、乳突炎所致的骨髓炎,以及外伤或手术污染,血行感染较少见。病理上脓肿的严重程度和波及范围差异很大,有时仅有少量纤维素和多形粒细胞,容易并发脑血栓性静脉炎及静脉窦炎。

(二)临床表现

极为复杂,常见症状为癫痫。脑弥漫性水肿、脑积水等可出现颅内压增高的症状、体征和意识障碍、精神症状,还可出现锥体束症状、小脑症状、锥体外系症状及颅神经障碍。囊虫补体结合试验可阳性。

(三)CT 表现

根据影像特征可分为:(1)典型影像:小囊型、钙化型。(2)非典型影像:脑炎型、小脓肿型、肉芽肿型、类多发梗死型、类脑瘤型。

典型 CT 表现包括:(1)钙化:脑实质内散在圆形不对称分布,大小不一,周围无水肿,偶呈线条状或小环状钙化。(2)囊性低密度灶:位于脑实质或脑室内,多发或单发,国内报道 1 例呈局限于一个脑叶的多囊状。一般囊腔直径为 03～0.5cm;2.0～3.5cm 属大囊型,＞3.5cm 为超大囊型(较少见)。活动期囊内可见直径为 0.2～0.3cm 偏一侧壁的头节;变性脑炎期(亦称退变死亡期)头节分解消失、囊腔肿胀,周围可伴水肿及炎症改变。脑室内和蛛网膜下隙内囊肿壁常不能完整显示。(3)脑积水:多见。脑室内者常合并脑积水,亦可表现基底池或脑裂内呈不规则小串珠状囊腔伴点状钙化和脑积水。(4)结节密度阴影:可表现为多发的局限性低密度区,界限模糊。有明显中心强化,个别可有囊壁强化。还可表现为 3～5mm 大小的等密度或高密度影,数目可由数个至数百个不等,周围常有水肿带。

1.脑实质型

(1)急性脑炎型:表现为不规则小片状低密度,不强化。

(2)囊泡型:呈水样多囊或单囊,典型者其内可见头节影,囊泡周围可有水肿。多不强化,偶见小结节状或环状强化。

(3)多发结节或环状强化型:呈多发性不规则低密度区。增强呈结节状或环状强化,也可呈周围环状、中心点状强化,直径 3～5mm,周围有轻度水肿。

(4)慢性钙化型:多发点状钙化,CT 值多在 60Hu 以上,直径 2～5mm,钙化可在囊壁或囊内容物。典型表现为圆形或椭圆形的环状钙化和中央 1～2mm 的头节钙化。灶周无水肿,增强扫描无强化。

2.脑膜型　平扫多不能显示,而仅表现为交通性脑积水。偶见外侧裂池、鞍上池囊性扩大,蛛网膜下隙扩大、变形。增强后脑膜有强化,偶见囊壁强化。

3.脑室型　以第四脑室常见,其次为第三脑室,侧脑室偶见。由于囊壁很薄,CT 难以显示。可见脑室局部不对称扩大和阻塞性脑积水,极少数在囊尾蚴死后呈等密度区,偶见环状强化或钙化。

4.混合型 具有以上两型或两型以上表现。

此外,根据影像学可判断脑囊虫感染的病程。未经治疗,囊尾蚴在人体内的平均寿命为3～10年,个别长达15～17年。一般认为,囊尾蚴囊肿内的头节是判定囊虫是否存活的重要指标。(1)囊虫活动期头节可见:变性脑炎期头节消失、囊腔胀大。(2)囊虫活动期人体对囊虫的变态反应轻,囊虫囊肿周围往往无水肿,增强扫描囊壁无强化;变性脑炎期囊肿周围出现水肿,囊壁环形强化及结节样强化。

四、结核性脑膜炎

结核性脑膜炎(tubercular meningitis,TBM)是由结核杆菌引起的脑膜非化脓性炎症。常继发于粟粒结核或其他脏器结核病变。除肺结核外,骨骼关节结核和泌尿生殖系统结核常是血源播散的根源。部分病例也可由于脑实质内或脑膜内的结核病灶液化溃破,使大量结核杆菌进入蛛网膜下隙所致。此外,脑附近组织如中耳、乳突、颈椎、颅骨等结核病灶,亦可直接蔓延,侵犯脑膜,但较为少见。既往以小儿多见,常为肺原发综合征血源播散的结果,或全身性结核的一部分。成年发病率占半数以上,以青年发病率较高,但也可见于老年。有结核病史者在儿童中约为55%,在成人中仅为8%～12%。在发展中国家,由于人口流通和居住、营养条件等问题,结核病仍然多见。而且耐药性的发生、AIDS发生结核性脑膜炎,故中枢神经系统的结核仍然应该引起重视。

(一)病因

结核杆菌侵入淋巴系统进入局部淋巴结,因菌血症经血行播散进入脑膜和脑实质,包括室管膜下等部位,并在此复制。当宿主免疫功能降低或因年老,病灶内的结核菌激活而破入蛛网膜下隙,随脑脊液播散,历时数天至数周即可引起结核性脑膜炎。

结核性脑膜炎多为全身性粟粒结核病的一部分,通过血行播散而来。北京儿童医院1964—1977年所见1 180例结脑中,诊断出粟粒型肺结核者占44.2%。在这14年,从152例结脑的病理解剖发现,有全身其他脏器结核病者143例(94%);合并肺结核者142例(93.4%)(其中以粟粒型肺结核占首位);合并肝脾粟粒结核约占62%,肾粟粒结核41%,肠及肠系膜淋巴结核约占24%。

(二)病理改变

脑部肿胀,软脑膜呈弥漫性混浊,灰黄色浆液纤维素性渗出物遍布其下,以脑底部桥池、视交叉池及额叶底部最为显著。炎性渗出物侵入脑神经鞘可包绕并挤压神经纤维。镜下可见软脑膜弥漫性炎细胞浸润,以单核、淋巴细胞为主,并有少量巨噬细胞及浆细胞。软脑膜可查见散在的粟粒状结核结节,多由数个多核巨细胞、大量单核细胞及成纤维细胞组成,并有少量浆细胞,后者多见于较晚期。此外,结节内常有干酪样坏死物质。大脑实质水肿,有时可见结核瘤,但其成因尚未明确。室管膜及脉络丛均可显示炎性反应或结核结节。软脑膜血管及脑实质内的小动脉常有血管炎性改变,炎性过程由外膜开始,破坏弹力纤维并引起血管内膜炎,进一步引起血管闭塞、脑梗死或出血。

(三)临床表现

1.典型结核性脑膜炎的临床表现可分为三期

(1)前驱期(早期):约1～2周,一般起病缓慢,在原有结核病基础上出现性情改变,如烦躁、易怒、好哭,或精神倦怠、呆滞、嗜睡或睡眠不宁,两眼凝视,食欲不振、消瘦,并有低热、便秘或不明原因的反复呕吐。年长儿可自诉头痛,初可为间歇性,后持续性头痛。婴幼儿表现为皱眉、以手击头、啼哭等。

(2)脑膜刺激期(中期):1～2周主要为脑膜炎及颅内压增高表现。低热,头痛加剧可呈持续性。呕吐频繁、常呈喷射状,可有感觉过敏,逐渐出现嗜睡、意识障碍。典型脑膜刺激征多见于年长儿,婴儿主要表现为前囟饱满或膨隆、腹壁反射消失、腱反射亢进。若病情继续发展,则进入昏迷状态,可有惊厥发作。此期常出现颅神经受累症状,最常见为面神经、动眼神经及展神经的瘫痪,多为单侧受累,表现为鼻唇沟消失、眼睑下垂、眼外斜、复视及瞳孔散大。眼底检查可见视神经炎,视乳突水肿,脉络膜可偶见结核结节。

(3)晚期(昏迷期):1～2周意识障碍加重,反复惊厥,神志进入昏睡甚至昏迷状态,瞳孔散大,对光反射消失,呼吸节律不整,甚至出现潮式呼吸或呼吸暂停。常有代谢性酸中毒、脑性失铁钠综合征、低钾积压症等,水、电解质代谢紊乱。最后体温可升至40℃以上,终因呼吸循环衰竭而死亡。

2.非典型结核性脑膜炎

(1)较大儿结脑多因脑实质隐匿病灶突然破溃,大量结核菌侵入脑脊液引起脑膜的急骤反应。起病急,可突然发热、抽搐,脑膜刺激征明显,肺及其他部位可无明显的结核病灶,易误诊为化脓性脑膜炎。

(2)有时表现为颅内压持续增高征象,低热、进行性头痛、逐渐加剧的喷射呕吐可见视神经乳头水肿及动眼、外展、面神经受累症状,易被误诊为脑脓肿或脑肿瘤。

(3)因中耳、乳突结核扩散所致者,往往以发热、耳痛、呕吐起病,易误诊为急性中耳炎,出现脑膜刺激征时易误诊为中耳炎合并化脑,如出现局限性神经系统定位体征时,则易误诊为脑脓肿。

(4)6个月以下的小婴儿,全身血行播散性结核时,可继发结脑,或同时发生结脑,发热、肝脾淋巴结肿大,可伴有皮疹。

(四)CT表现

脑膜炎表现:平扫基底池、大脑外侧裂池密度增高,增强扫描示基底池及凸面脑膜可强化,并可见小的结核结节,还可出现脑水肿、脑积水和脑梗死。国外有学者认为大脑中动脉周围的串珠样或粗毛刺状强化提示血管感染可能,预示着可能出现脑梗死。结核性室管膜炎表现为沿侧脑室边缘的线状强化。脑积水是小儿结核性脑膜炎最早的异常表现(可在4d出现),其次为脑梗死(可在3d出现)。此外,可并发脊髓脊膜损害。总之,与其他脑膜炎表现相似,需密切结合临床诊断。

第三章　介入放射治疗

第一节　主动脉夹层

一、概述

主动脉夹层(aortic dissection,AD),又称主动脉夹层动脉瘤,是一种起病急骤、表现凶险、预后极差的主动脉疾病。本病多发生于 50～60 岁,男女之比为(2～3)：1。临床上分急性期(2 周以内)和慢性期(2 周以后),急性期死亡率可高达 70%,死亡主要原因是主动脉破裂或心脏压塞等。

其主要病因包括高血压、动脉粥样硬化、遗传因素和结缔组织代谢异常,以及外伤、妊娠、先天性心血管疾病等。在此基础上主动脉内膜破损,高压血流冲入血管壁,造成中膜撕裂,病变多位于中膜的中外 1/3 之间,形成真假腔。

二、病理改变及分型

主动脉夹层多发生于左锁骨下动脉远端的降主动脉,并沿主动脉长轴方向扩展,甚至累及腹主动脉及其分支,从而造成主动脉真假两腔分离,假腔和真腔的分隔是内膜,这个组织被称为内膜瓣。由于假腔流出道狭窄或缺如,使得假腔内压不断升高,真腔及其相应分支受压变窄,而引起血管破裂或相应组织器官缺血。沿着假腔流动的血液,可能会使内膜二度撕裂,通过这些二次撕裂口,血液可以重新进入真腔。有时假腔可参与腹腔脏器供血,甚至是某一器官的唯一血供来源。假腔也可形成附壁血栓,如附壁血栓较多,完全填塞假腔可以阻止夹层的扩展,减少破裂的可能。

主动脉夹层在组织学上主要可见主动脉中膜呈退行性改变,有弹力纤维减少、断裂及平滑肌细胞减少等变化,急性期,主动脉壁出现严重的炎症反应;慢性期,可见新生的血管内皮细胞覆盖于夹层腔内层表面。根据内膜破口部位和主动脉夹层动脉瘤累及的范围有以下两种分型。

1. Stanford 分型

(1)A 型:内膜破口位于升主动脉、主动脉弓或近段降主动脉,扩展累及升主动脉和主动脉弓部,也可延及降主动脉甚至腹主动脉。

(2)B 型:内膜破口常位于主动脉峡部,扩展仅累及降主动脉或延伸至腹主动脉,但不累及升主动脉。

2. DeBakey 分型

(1) Ⅰ型:内膜破口位于升主动脉,扩展累及腹主动脉。

(2) Ⅱ型:内膜破口位于升主动脉,扩展仅限于升主动脉。

(3) Ⅲ型:内膜破口位于主动脉峡部,扩展累及降主动脉(Ⅲa型)或达腹主动脉(Ⅲb型)。

Standford A 型相当于 DeBakey Ⅰ型和Ⅱ型,占主动脉夹层的 65%~70%;而 Stanford B 型相当于 DeBakey Ⅲ型,占 30%~35%(图 3-1)。

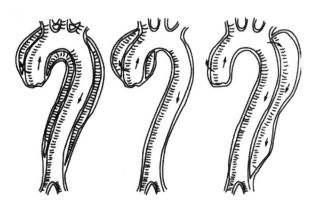

图 3-1　主动脉夹层分型
DeBakey 分型Ⅰ型(右)、Ⅱ型(中)、Ⅲ型(左)

三、临床表现

主动脉夹层最主要的临床症状为突发性的胸背部和(或)腰腹部剧烈的放射性撕裂样疼痛。累及冠状动脉者,出现心肌缺血甚至心肌梗死;累及主动脉弓部三大分支者,可引起脑部及上肢供血不足。当病变累及腹主动脉分支如肠系膜上动脉、肾动脉时,则出现肠缺血、坏死或肾缺血,以及肾功能不全等表现;下肢血供受累时出现间歇性跛行、肢体发凉、脉搏减弱或消失等。若主动脉夹层破入左侧胸腔或腹腔,可表现为休克、胸腹部疼痛、呼吸困难等。

四、辅助检查

1. CT 血管造影(CTA)　在横断面 CT 增强图像上,可显示主动脉管径增粗,管腔内可见低密度条带状影(即内膜瓣)分隔主动脉腔。真腔通常受压变窄,动脉早期真腔内强化明显高于假腔;而在动脉晚期,由于真腔内的对比剂排空快,因此呈现假腔密度高于真腔密度的表现。假腔内常因附壁血栓的存在而出现低密度充盈缺损影。内膜瓣破口处通常位于主动脉夹层起始部的远心侧,并表现为内膜瓣连续性中断,真腔、假腔血液相通等。其破口大小不一,但多为 0.5~2.0cm。矢状面、冠状面及斜面重建 CT 图像可以清晰显示主动脉夹层范围,内膜瓣走行方向,内膜瓣破口与邻近头臂大血管的位置关系,并可进行真、假腔管径的测量。三维血管重建图像可以显示主动脉全长,对于明确主动脉夹层的分型和受累血管范围及程度很有价值(图3-2)。

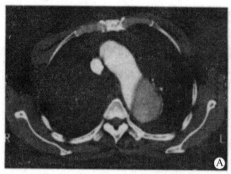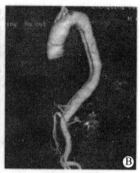

图3-2 CTA显示主动脉夹层 DeBakeyⅢ型

A. 主动脉左侧为夹层假腔;B. 三维重建显示夹层范围

2. 主动脉DSA 表现为主动脉增宽,呈双腔影,真腔受压变窄,血流快;假腔宽大,血流慢,当X线与内膜瓣呈切线位时,可见内膜瓣破口处真腔血流涌入假腔。动脉晚期可以观察假腔内有无充盈缺损,假腔有无流出道,假腔是否参与重要脏器血供等。

五、常规治疗

对于急性期主动脉夹层,传统的观点认为应首先进行控制血压及镇痛等保守治疗。急诊手术指征:(1)主动脉夹层的进行性增大或破裂。(2)无法控制的疼痛。(3)进行性血胸或纵隔增宽,以及严重的内脏和肢体缺血。对于慢性期Ⅲ型主动脉夹层,目前比较一致的观点认为其手术指征为夹层动脉瘤形成,而且直径已大于5cm,内脏和(或)下肢动脉严重缺血等。

1. 内科保守治疗 主要是对症处理,多采用降压药、止痛药等,同时严格制动,可减慢急性期患者夹层病变的扩展,提高生存率。有人报道对急性 Stanford A 型夹层动脉瘤患者,在发病24h的超急性期进行积极降压治疗,可提高生存率达83%。但无法解决夹层病变的进展及分支血管缺血症状,而对慢性期患者的治疗意义不大。

2. 外科手术治疗 主要内容如下:(1)切除包括内膜瓣撕裂口的病变段主动脉。(2)闭锁假腔。(3)行人工血管移植,恢复正常血运。(4)在内膜瓣开窗以降低假腔压力,增加真腔内血液灌注,从而缓解远端及分支缺血症状等。由于外科开放手术治疗主动脉夹层的并发症发生率及死亡率均较高,目前介入修复手术为首选术式。

六、介入治疗

介入治疗由于创伤小,恢复快,尤其适用于高龄以及全身情况差无法耐受传统手术者,具有良好的临床应用前景。其治疗方式主要有覆膜支架置入术和开窗术。

1. 覆膜支架置入术

(1)治疗机制:通过人工血管覆膜内支架封闭内膜破口,阻断血液进入假腔,保持血流从真腔经过,使假腔内血栓逐渐形成。

（2）适应证与禁忌证：DeBakeyⅢ型（Standford B型）主动脉夹层，无绝对禁忌，只要是主动脉夹层动脉瘤未曾破裂的患者都可考虑腔内治疗，特别适用于老年人。

（3）操作技术

①术前积极控制患者血压，尽量维持循环的稳定，在支架释放时，应控制性降压至90mmHg左右，以防支架释放困难或移位。

②左侧股动脉或肱动脉穿刺，行主动脉造影，然后标记近端破口及左锁骨下动脉和颈总动脉开口，明确真假腔关系，以及真腔狭窄部位、范围、破口位置、真假管径等。

③腹股沟区做皮肤切口，暴露股动脉并置入导管鞘以建立手术入路，将加硬导丝经主动脉真腔置入升主动脉。

④将选用的覆膜支架及输送系统用肝素盐水冲洗，并排出其中空气。沿超硬导丝将支架输送系统送至内膜瓣破口近心端。在透视下释放支架，以支架的覆膜部分覆盖内膜破口。

⑤支架置入后再行主动脉造影，观察支架展开情况、内膜瓣破口封堵情况以及主动脉弓重要分支血流情况。

⑥术毕拔管，缝合股动脉（图3-3）。

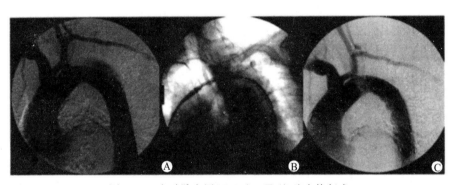

图3-3　主动脉夹层（DeBakeyⅢ型）腔内修复术

A. 主动脉造影显示夹层破口位于左锁骨下动脉开口以远3cm胸主动脉；B. 覆膜支架及输送系统进入主动脉弓、降主动脉处，定位；C. 释放支架后主动脉造影显示支架开放良好，破口封堵成功，左锁骨下动脉血流正常

（4）术后处理：绝对卧床休息，严密监测心电、血压、心率、呼吸等生命体征变化，控制血压在100～120mmHg。控制心率在60～70次/min。低脂饮食；稳定情绪；适量运动；每年复查一次CTA，观察腹主动脉的直径有无变化。服用改善血管质量的药物：他汀类药物（辛伐他汀、阿托伐他汀、瑞舒伐他汀）改善动脉粥样硬化，肠溶阿司匹林抗血小板聚集。

（5）并发症

①升主动脉夹层：升主动脉夹层无疑是最严重的并发症，最严重的结果是升主动脉夹层破裂，心脏压塞而导致死亡。其原因如下：a. 头端裸支架，覆膜支架头端的裸金属支架与主动脉壁紧密接触，随着动脉的搏动，两者会有一定程度的摩擦，可能造成新的破口。b. 术中操作，各种导丝、导管及输送器可能造成主动脉内膜的损伤。c. 支架选择过大，覆膜支架越大，

其径向张力越大,可能造成主动脉损伤。d.患者本身血管壁的条件,患者有结缔组织病时,其自身血管壁较脆弱,不能承受覆膜支架支撑。

②原发破口未完全封闭:有些术后内漏的患者,其假腔可长期保持通畅,其内可部分形成血栓,降主动脉直径受影响可增大亦可不增大。有些术后内漏患者内漏可消失,假腔内完全形成血栓。支架内漏是较为常见的并发症,内膜破口越大,离左锁骨下动脉开口越近,越容易产生内漏。即便将左锁骨下动脉开口完全封闭,也不能完全避免内漏。

③脑血管意外:有些患者可于术中发生脑梗死而导致偏瘫。发生严重并发症的患者可出现脑出血而死亡,多发生于术后血压较高的患者。术中脑梗死发生原因不明,可能与术中动脉硬化斑块脱落和术中控制性低血压有关。术后脑出血与高血压有关。主动脉夹层的患者往往合并高血压、动脉硬化。

(6)疗效评价:介入治疗 Standford B 型主动脉夹层与传统手术相比具有微创的优点,缩短了手术时间和住院时间,有利于患者术后体质恢复,从而提高了患者术后生存质量。腔内修复术与传统手术治疗 Standford B 型主动脉夹层在远期疗效的比较还有待于进一步随访观察。

2.介入开窗术

(1)治疗机制:在夹层内膜瓣片上穿刺并球囊扩张开窗,然后远端内支架置入,人为地造成真假两腔的相通,从而减少假腔内压力,达到避免破裂、改善远端血供的效果。

(2)适应证:不适合覆膜支架置入内膜瓣破口封堵的 DeBakey Ⅰ、Ⅲ型主动脉夹层,但假腔内应无或仅有少量附壁血栓。

(3)禁忌证:①DeBakey Ⅱ型。②DeBakey Ⅰ、Ⅲ型假腔内大量血栓形成和近端有假性动脉瘤形成者。③髂动脉严重迂曲,双侧股动脉受夹层累及。④凝血机制障碍和肝、肾功能衰竭者。

(4)器材准备:①心房间隔穿刺针:主要用于穿通真假腔之间的内膜瓣。②球囊导管:直径大小主要根据病变情况和术式及正常主动脉管径选择,一般选用 12~16mm 的球囊导管。③支架:直径可依已选用的球囊导管而定,长度应在 4~6cm。

(5)操作技术

①经未受夹层累及的股动脉穿刺,置入 8~10F 导管鞘,并送入超滑导丝越过拟行开窗术的穿刺部位,沿导丝送入房间隔穿刺针外套管,然后退出导丝,测真腔内压力,并将心房间隔穿刺针沿套管送至开窗部位。开窗部位应选择在夹层病变远端真腔狭窄处,这样既可提高穿刺的安全性,又可有效地缓解远端缺血症状。

②透视下将穿刺针尖方向调整至与内膜瓣相垂直的方向,然后逐步推进穿刺针,当有落空感或针尖已前行 1.0~1.5cm 时,经针芯注入对比剂,观察是否进入假腔。

③固定穿刺针并推送穿刺针外套管进入假腔,退出穿刺针,再将导丝沿套管送入假腔,送入造影导管,行假腔造影,并测假腔内压力。

④置换超硬导丝,送入球囊导管,球囊中心置于内膜瓣穿刺处,充盈球囊,反复扩张数次。

⑤撤出球囊导管,测量真假腔内压力,行主动脉造影,观察假腔内血流是否经内膜窗进入真腔。

⑥如分流不佳,应在内膜窗处留置非覆膜支架一枚,避免开窗口内膜瓣片的弹性回缩。

⑦术毕,拔管加压包扎。

(6)并发症:①主动脉破裂:夹层的外壁薄,当内膜瓣开窗术中穿刺针损伤主动脉壁时,可能发生主动脉破裂出血。应立即实施外科急诊手术,修复破口。②远端动脉血栓栓塞:术中及术后可能出现假腔内血栓部分脱落,栓塞远端动脉。一旦发生应积极行 PTA 及局部动脉内溶栓治疗。

(7)疗效评价:介入开窗术应用较少,从目前的报道来看,患者术后减压效果良好,症状有明显缓解,原本受损的内脏和肢体血供也得到恢复,而且术后并发症少。

第二节　主动脉瘤

一、概述

主动脉瘤(aortic aneurysm)是指主动脉的局部或普遍扩张,主动脉直径大于正常直径的 50% 以上的病理性改变,90% 的主动脉瘤发生于肾动脉水平以下。本病多见于老年男性,发病率为 1.3%～2.7%,近来有增高趋势。此病凶险,一旦破裂病死率可高达 50%～80%,主要病因为动脉的粥样硬化,其他有创伤、感染、梅毒、结核、先天发育不良、大动脉炎等。主动脉瘤多无症状,常为体检、手术及影像学检查时偶然发现。

主动脉瘤根据其结构可分为真性动脉瘤及假性动脉瘤。真性动脉瘤多为动脉粥样硬化所致,由于动脉壁血供障碍,使得管壁肌组织及弹力组织变薄、断裂,逐渐为纤维组织取代。在高压血流的冲击下,局部扩张形成动脉瘤,其形态多为梭形。假性主动脉瘤多为创伤所致,动脉受伤后,血液在局部软组织内形成局限性血肿,该血肿与动脉直接相通。血肿表层逐渐机化成纤维组织包囊,囊内衬有从动脉壁裂口缘延伸出来的内皮细胞,这样就形成假性动脉瘤,其形态多为囊状。

二、临床表现

腹主动脉瘤多无症状,常为体检、腹部手术及影像学检查时偶然发现,少数有较明显的脐周或中上腹痛。腹痛累及腰背部时,提示瘤体压迫或侵蚀椎体或后壁有较小破裂形成腹膜后间隙血肿可能。腹主动脉瘤压迫邻近组织器官时,可出现相应症状。瘤体内附壁血栓脱落入下肢动脉时,则发生下肢缺血。腹主动脉瘤破裂前多无先兆,若是腹痛加剧或突然出现腹部剧痛,则应警惕破裂。破裂到腹腔致严重出血性休克;致肠道出现消化道大出血;入腹膜后间隙有腰肋部肿块及皮下淤斑。体检时,脐周尤其是左上腹可扪及膨胀搏动性肿块,小至 3cm,大至 20cm 以上,不活动,多无触痛及压痛。偶可扪及震颤,并有收缩期杂音。

三、辅助检查

1.彩超、CT 及 MRI　可明确腹主动脉瘤的诊断,尤其是后两者,可显示主动脉瘤的部位、大小、瘤腔内血栓情况及邻近组织器官与主动脉瘤的关系等。CT 三维重建及 MRA 可更清楚地显示整个腹主动脉瘤及邻近血管的情况。

2. 血管造影　可显示主动脉瘤的部位、大小、范围、动脉壁情况、分支累及情况、侧支循环及与邻近组织器官的关系,是诊断及治疗的重要依据。但若瘤腔内有血栓时,则较难正确显示瘤体大小。

四、常规治疗

手术治疗,包括动脉瘤切除与人造或同种血管移植术,对于动脉瘤不能切除者则可做动脉瘤包裹术。目前腹主动脉瘤的手术死亡率低于 5%,但年龄过大,有心、脑、肾或其他内脏损害者,手术死亡可超过 25%。胸主动脉瘤的手术死亡率为 30%,以主动脉弓动脉瘤的手术危险性最大。动脉瘤破裂而不进行手术者极少幸存,故已破裂或濒临破裂者均应立即手术。凡有细菌性动脉瘤者,还需给以长期抗生素治疗。对直径大小为 5cm 以上的主动脉瘤均应进行择期手术治疗。对直径为 3~5cm 的主动脉瘤可以密切观察,有增大或濒临破裂征象者应立即手术。

五、介入治疗

由于此类患者大多数为 65 岁以上老人,常伴有其他疾病,多属手术局危患者,常无法耐受外科手术。1991 年,Parodi 等首次报道用支架移植物(endovascular stent－graft)治疗肾动脉以下的腹主动脉瘤获得成功,1994 年 Scott Chuter 成功地用分叉型覆膜支架,习惯称之覆膜支架,治疗远端瘤颈过短(宽)或累及髂动脉的肾动脉下腹主动脉瘤。此后随着支架及其输送系统的不断改进,该技术在世界范围内得到迅速推广。

1. 适应证　胸主动脉、腹主动脉的真假性动脉瘤及夹层动脉瘤。目前以降主动脉瘤和肾动脉以下的腹主动脉瘤应用较多。其他部分的动脉瘤尚缺乏一定数量的临床经验。

2. 禁忌证

(1)输送路径血管严重迂曲、钙化或狭窄使输送系统无法通过,或支架复合体与主动脉瘤颈无法锚定。

(2)同时并发感染性疾病或感染性动脉瘤。

(3)瘤体累积重要脏器的供血血管。

(4)支架置入后可能引起脊髓重要供血血管闭塞的降主动脉瘤。

(5)肾动脉以下的腹主动脉瘤近端瘤颈小于 15mm。

(6)严重肝肾功能不全或全身情况衰弱不能耐受手术者。

3. 术前准备和器械选择　完善各项术前实验室检查;术前行 CT、MRI 或超声,测量分析瘤体近、远端颈部血管内径和瘤体的长度等参数。做好抢救器械、药品及抢救人员等准备。腔内治疗是在严密的透视监视下进行,需高质量的 DSA 设备。此外需呼吸机、监护仪、抢救器材、内支架移植物释放系统等。

内支架移植物释放系统:(1)主动脉－主动脉系统,适用于中小腹主动脉瘤,有远端瘤颈的患者。(2)主动脉－双髂动脉系统,用于大腹主动脉瘤,无远端瘤颈或累及髂动脉者。(3)主动脉－髂动脉系统加股动脉－股动脉旁路,用于对侧髂总动脉闭塞而不宜使用主动脉－双髂动脉系统患者。

4.介入治疗方法

(1)局麻或全麻下暴露股动脉,穿刺股动脉置入导管鞘,经猪尾导管做主动脉造影,确定主动瘤的大小、累及范围并定位。

(2)将覆膜支架系统置于腹主动脉合适位置,将收缩压控制在 9.33～13.33kPa(70～100mmHg),释放覆膜支架。

(3)如为分叉形覆膜支架,尚需经对侧股动脉送入单肢支架输送系统并释放支架在主体支架接口内,主体接口与对侧单肢重叠约 1.5～2.0cm(图 3—4)。

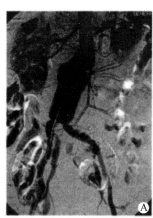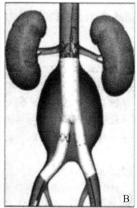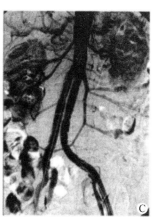

图 3—4　腹主动脉瘤腔内修复术

A.下腹主动脉瘤主动脉造影表现;B.内支架治疗示意图;C.放置主动脉内支架后造影复查,显示动脉瘤隔绝

注意事项:①支架直径的选择比近端瘤颈直径大 15%～20%,对输送系统无法通过输送路径的病例可先行球囊扩张血管成形。②对低位的胸主动脉瘤放置支架复合体,当肋间动脉阻断后有引起截瘫的危险,应用时应慎重。③肾动脉下腹主动脉瘤放置覆膜支架时不应阻挡肾动脉开口。

5.并发症

(1)主动脉瘤内漏,发生率为 0%～44%。漏血部位可发生于支架－血管接口、支架－支架接口、瘤体分支动脉反流及人造血管膜渗漏等。其中以支架－血管接口处漏血最为多见。其原因与主动脉瘤没有被支架复合体完全隔绝、动脉瘤的解剖特点、支架选择及操作技术有关。约 70%的内漏在 6 个月内通过血栓形成自行封闭,持续性内漏有导致动脉瘤增大破裂的危险,可先行血管内介入治疗,如无效需外科处理。

(2)瘤体破裂、血管内膜损伤、血管穿孔或夹层动脉瘤。

(3)支架移位、复合体皱缩。

(4)截瘫或偏瘫、感觉异常,截瘫是降主动脉瘤腔内治疗最严重的并发症。

(5)肾衰竭、感染、动脉栓塞。

(6)移植后综合征:出现在血管内支架修复术后 7 日内,患者常感背部疼痛,但没有发热或白细胞计数升高等感染表现,可能与瘤腔内血栓形成有关,可口服吲哚美辛(消炎痛)处理。

6.疗效评价　随着支架血管设计的不断完善和操作技术的改进,经皮腔内血管复合体置入术的成功率已有明显提高。由于经皮腔内血管内支架复合物置入术开展时间尚短,长期疗效仍在观察中,但一些短期、中期的随诊表明与传统的手术相比该技术在创伤程度、失血量、操作时间、功能恢复等方面均具有明显优势,其无并发症的病例预后良好。

第三节　周围动脉闭塞性疾病

一、概述

周围动脉的器质性疾病(炎症、狭窄或闭塞)或功能性疾病(动脉痉挛),都能引起动脉缺血性临床表现。多为动脉粥样硬化、大动脉炎、纤维肌发育不良、及其他病因如外伤、动脉扭转、肿瘤压迫、动脉或动脉周围炎、放疗后纤维化、血管内操作等,常继发急慢性血栓形成。动脉粥样硬化是周围动脉疾病最常见的原因,是全身动脉粥样硬化的一部分。本病多见于男性,发病年龄多在 45 岁以上,发生率有增高趋势。往往与其他部位的动脉硬化性疾病同时存在。周围动脉狭窄、闭塞性疾病的好发部位有锁骨下动脉、主—髂动脉、股—腘动脉、胫—腓动脉等。

二、病理机制

高脂血症、高血压、吸烟、糖尿病、肥胖等,是动脉粥样硬化的高危因素。发病机制主要是内膜损伤及平滑肌细胞增殖,细胞生长因子释放,导致内膜增厚及细胞外基质和脂质积聚;动脉壁脂代谢紊乱,脂质浸润并在动脉壁积聚;血流冲击在动脉分叉部位造成的剪切力,或某些特殊的解剖部位(如股动脉的内收肌管裂口处),可对动脉壁造成慢性机械性损伤。主要病理表现为内膜出现粥样硬化斑块,中膜变性或钙化,腔内有继发血栓形成,最终使管腔狭窄,甚至完全闭塞。血栓或斑块脱落,可造成远侧动脉栓塞。

多发性大动脉炎病因迄今不明,多数学者认为本病是一种自身免疫性疾病,可能由结核杆菌或链球菌、立克次体等在体内的感染,诱发主动脉壁和(或)其主要分支动脉壁的抗原性,产生抗主动脉壁的自身抗体,发生抗原抗体反应引起主动脉和(或)主要分支管壁的炎症反应。多发性动脉炎为全层动脉炎,常呈节段性分布。早期受累的动脉壁全层均有炎症反应,伴大量淋巴细胞、巨细胞浸润,以外膜最重,中层次之。晚期动脉壁病变以纤维化为主,呈广泛不规则性增厚和僵硬,纤维组织收缩造成不同程度的动脉狭窄,内膜广泛增厚,继发动脉硬化和动脉壁钙化伴血栓形成进一步引起管腔闭塞。

肢体的缺血程度取决于病变侵犯的部位,形成狭窄的进程快慢,是否已有侧支循环形成等因素。当肢体处于休息状态时,减少的血流尚能应付低耗氧需要;当肢体运动和承受负荷时,耗氧量增加,即出现氧的供求矛盾,出现相应临床症状。

三、临床表现

根据狭窄闭塞动脉的部位不同,出现相应的肢体缺血的症状。

无名动脉或锁骨下动脉近端受累时,可出现患侧肢体发凉、麻木、无力。左锁骨下动脉近端受累时,由于患侧椎动脉压力下降,可致血液从椎动脉倒流,脑供血反流入左锁骨下动脉使脑遭受缺血损害,出现"锁骨下动脉窃血症",表现为患肢运动后脑部缺血症状加重甚至产生昏厥。

下肢动脉闭塞的最典型症状为间歇性跛行(intermittent claudication)。这是因肢体运动而诱发的肢体局部疼痛、紧束、麻木或肌肉无力感,肢体停止运动后,症状即可缓解,重复相同负荷的运动则症状可重复出现,休息后又可缓解。如疼痛出现于臀部、股部,提示狭窄病变在主-髂动脉。临床上最多见的是股-胭动脉狭窄所致的腓肠肌的间歇性跛行。病情进一步发展,动脉严重狭窄以致闭塞时,肢体在静息状态下也可出现疼痛等症状,称为静息痛。多见于夜间肢体处于平放状态时,可能与丧失了重力性血液灌注作用有关,若将肢体下垂可使症状减轻。更严重时肢体下垂也不能缓解症状,患者丧失行走能力,并可出现缺血性溃疡。

主要体征为狭窄远端动脉搏动减弱或消失,血管狭窄部位可闻及收缩期杂音。单纯收缩期杂音提示血管狭窄,如出现连续性杂音则表明狭窄的远端舒张压很低,侧支循环形成不良。肢体缺血的体征包括肌肉萎缩,皮肤变薄、苍白、发亮,汗毛脱落,皮温降低,趾甲变厚。当肢体下垂时,可因继发性充血而发红。从肢体高位移向下垂位,到出现发红和静脉充盈所需时间与动脉狭窄程度和侧支循环状态有关。从肢体下垂到肢体转红时间>10s,表浅静脉充盈时间>15s,即提示有动脉狭窄。相反,如将肢体上抬成60°角,在≤60s时间内即出现明显的肢体苍白,也提示有动脉狭窄。严重缺血时因患者经常被迫使肢体处于下垂位而可出现水肿。缺血性神经炎可导致肢体麻木和腱反射减弱,晚期在骨凸出易磨损部位可见缺血性溃疡。

四、辅助检查

1. 血压测量　血压测量是诊断肢体动脉狭窄闭塞性疾病简单易行的方法。正常情况下,各节段血压不应有压力阶差,两侧肢体血压基本对称。肢体动脉狭窄闭塞时则病变侧血压明显较健侧低,一般两侧肢体血压压差>20mmHg就有临床意义。踝部血压与肱动脉压之比,即踝肱指数(ankle-brachial index,ABI),正常值为0.9~1.3。低于0.8预示着下肢动脉中度狭窄,如果此比值小于0.5,则表明有严重狭窄、闭塞。

2. 彩超、CTA、MRA　为影像诊断的首选方法,可显示血管狭窄的部位、程度、范围、血流情况。

3. 动脉造影　动脉造影检查可直观显示动脉闭塞的确切部位和程度以及侧支循环形成的情况。对已有明显症状者宜行此检查为手术或介入治疗决策的选择作依据。

五、常规治疗

1. 保守治疗　主要是对患肢的精心护理,经常保持清洁,绝对避免外伤。不影响局部血流。有关导致动脉粥样硬化的危险因素更应积极治疗或禁戒,如调整饮食,控制体重,治疗高血压、高脂血症、糖尿病及戒烟等。

2. 药物治疗　药物治疗对肢体动脉狭窄所引起的缺血症状远不如对冠心病心绞痛有效,特别是血管扩张剂。对于严重肢体缺血的患者,长期用依前列醇(前列腺素12)静脉给药,可减轻疼痛并有利于缺血性溃疡的愈合。抗血小板药特别是阿司匹林对防止四肢动脉闭塞性病变的进展有效,但不能提高患者的运动耐受能力。抗凝药肝素和华法林(warfarin)对慢性闭塞性肢体动脉粥样硬化无效。同样,尿激酶、链激酶等也只能对急性血栓性血管闭塞有效,对慢性闭塞无效。多发性大动脉炎者,皮质激素类药物可抑制炎症、改善症状,使病情趋于稳定。

3.手术治疗 血管旁路移植(bypass),有几种可供选择的手术,如同侧血管旁路移植、股—股动脉旁路移植等。手术的效果取决于狭窄的部位、范围和患者的一般情况。

六、介入治疗

目前大部分周围动脉狭窄闭塞病变的外科治疗方法已渐被更安全、有效的介入方法所取代,介入治疗方法主要有动脉溶栓、球囊血管成形术(PTA)、支架置入、血栓清除、动脉内膜下成形术等。

1.适应证 一般认为在患肢活动或静息时有明显缺血症状者应行介入治疗。

(1)动脉溶栓:①新鲜血栓形成所致的周围动脉狭窄、闭塞。②PTA或支架术后出现的急性血栓形成。

(2)PTA:①短段狭窄或闭塞,无溃疡、无钙化。②跨狭窄压差>20mmHg。③血管搭桥术后吻合口狭窄或搭桥血管狭窄。

(3)支架:①有溃疡、严重钙化的狭窄。②PTA疗效不满意、失败的病例。

2.禁忌证

(1)严重凝血功能障碍、低凝状态,出血性疾病。

(2)严重血液系统疾病。

(3)3周内有手术或外伤病史。

(4)3个月内有胃肠道大出血病史。

(5)大动脉炎活动期。

(6)严重高血压,血压高于220/160mmHg者。

3.术前准备 了解病史及全面检查,测量血压,包括患肢、对侧健肢,血管超声检查,必要时行CTA或MRA检查。实验室检查出血、凝血时间及其他凝血参数,肝、肾、心功能。术前开始口服抗凝药物阿司匹林、皮下注射低分子肝素。除一般血管造影用介入器械外,根据术前诊断,配备相应治疗的介入器械,如溶栓导管、导引导管、超硬导丝、球囊导管、支架、血栓清除设备等。

4.操作技术

(1)插管与血管造影:①锁骨下动脉病变:经股动脉穿刺插管,主动脉弓造影了解锁骨下动脉开口部病变及是否合并头臂干和颈动脉病变,然后做选择性锁骨下动脉造影,以确定病变狭窄、闭塞的程度及侧支循环情况。有时还需选择性椎动脉造影。②髂动脉病变:从健侧或病变较轻侧插管,两侧股动脉搏动均不能扪及者经锁骨下动脉或肱动脉插管,使用猪尾导管行主动脉下段及双侧髂动脉造影,了解病变部位、程度与范围,同时了解侧支血供情况,狭窄者测量跨狭窄段压力差。③股动脉及其以下病变:健侧股动脉插管,借助导丝辅助将导管插入患侧髂动脉,造影发现病变部位后,将导管选择性插入病变动脉近端,做局部血管造影,进一步了解病变部位、程度、范围和侧支血供情况。

（2）动脉溶栓：造影诊断明确后，将导管头部位于闭塞动脉内，尽可能靠近血栓或闭塞的位置。用导丝缓慢试探能否通过狭窄、血栓段，如导丝能进入血栓内则更换带侧孔的溶栓导管送入血栓内进行溶栓，可采用微量泵以连续灌注方法经导管注入尿激酶。使用溶栓导管者用脉冲喷射溶栓方法，其特点是使用溶栓导管脉冲—喷射出的高浓度溶栓药物，能渗透到血栓内，增加了药物与血栓的接触面积，加快了溶栓速度。溶栓期间需抗凝，检测凝血机制，及时调整剂量（图3-5）。

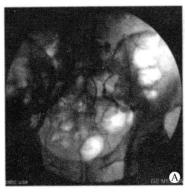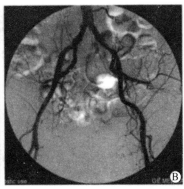

图3-5 下肢动脉急性血栓溶栓治疗

患者，男，81岁，左腿剧痛4h入院，下腹主动脉造影显示左侧髂动脉急性血栓（A）；导管插入左髂动脉开口，使用尿激酶100万U经导管灌注8h后复查，左髂动脉复通（B）

（3）血栓清除：主要有流变血栓清除术、机械血栓清除等。流变血栓清除术的原理是利用导管头端向导管内高速喷射盐水所产生的负压效应，运用高速流体冲刷、粉碎血栓，并经同一导管抽吸出血栓块使栓塞的血管再通，常用的设备有RTC、Oasis导管等。机械性血栓清除主要是利用导管头端金属片、螺旋刀或塑料刷等产生强大的涡流来机械性的粉碎血栓，使之变成微小颗粒，有的还通过负压经导管将血栓颗粒引出体外，常用的有ATD、PTD、Straub旋切导管等。这些血栓清除设备应用原则是导管头必须在血栓内工作，不能顶在血管壁的状态下工作，以免造成血管内膜损伤或穿孔。所以没有导丝引导的血栓清除设备宜在较直走向的血管内进行，弯曲走向的血管选用有导丝引导的血栓清除设备。

（4）PTA：对于锁骨下动脉狭窄者，股动脉置入6F导引导管，4F直头导管在超滑导丝的引导下，穿过狭窄段血管，置换加硬导丝，沿导丝置入球囊导管于狭窄段；髂动脉病变者从患侧股动脉进路，通过"路径图技术（roadmap）"精确定位，将球囊导管置入狭窄段；股动脉中上段病变者，经健侧股动脉置入6F股动脉长鞘（翻山鞘）于患侧髂动脉，在导丝辅助下将球囊导管置于狭窄段。球囊选择长于病变段1cm左右，直径大于病变近端正常动脉1~2mm，准确定位后予以扩张。术中需肝素化抗凝，即动脉内注入肝素50U/kg，以后每延续1h增加首剂肝素量的一半（图3-6）。

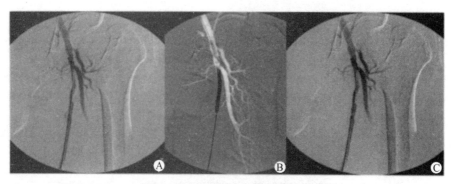

图 3—6 下肢动脉闭塞 PTA 术

A. 左髂外动脉造影显示股浅动脉起始部闭塞；B. 导丝通过闭塞段，使用 6mm×100mm 球囊扩张成形；C. PTA 后造影复查，左股浅动脉显示、通畅

（5）完全闭塞，导丝不能通过的周围动脉闭塞性病变，可采用内膜下血管成形术（sub—intimal angioplasty，SIA）。SIA 适用于较长段的下肢各级动脉内出现导丝不能通过的完全闭塞，而且闭塞段的两端管腔存在；合并心、肺、肝、肾等重要脏器疾病，外科手术耐受性差者；已行动脉旁路转流术，转流桥闭塞，但其近、远端动脉管腔存在者。导管导丝在动脉内膜下通过闭塞远端后需调整方向返回真腔并置入球囊导管逐步扩张，内膜下成形部分需置入支架（图 3—7）。

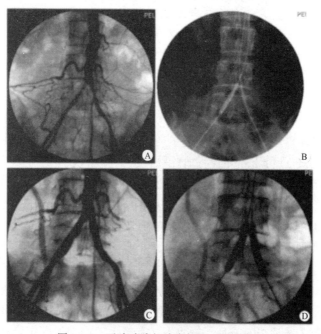

图 3—7 下肢动脉行球囊扩张、内支架术

A. 主动脉造影显示双侧髂动脉狭窄；B. 使用 10mm 球囊扩张成形；C. 支架放置后造影复查，双侧髂动脉通畅；D. 两侧同时放置球囊扩张型支架 12mm×60mm

5.术后处理　主要原则是抗凝、抗血小板。抗凝维持 48～72h 后,服用抗血小板药物 6 个月以上。

6.并发症

(1)动脉溶栓:并发症主要为出血,发生率为 17%～38%,多发生于穿刺部位、消化道和中枢神经系统等,故在治疗过程中应密切检测凝血功能各项指标,严格掌握溶栓剂量。

(2)血栓清除术并发症:①末梢血管栓塞。发生率高低取决于被粉碎血栓颗粒大小及抽吸率,术后辅以溶栓治疗,可大大降低末梢栓塞的发生率。②内膜损伤。流变血栓清除对血管内皮损伤程度比机械性血栓清除轻,应尽可能选用管壁接触式清除设备。③血管急性闭塞。溶栓和抗凝治疗。④血管夹层或穿孔。置入支架或外科手术。⑤溶血及失血性贫血。溶血以血红蛋白一过性增高为主要表现,一般于术后 24～36h 恢复至正常水平。其浓度随清除时间的延长及生理盐水用量的加大而增加,无需处理。失血性贫血多见于流变血栓清除术,它受压力梯度大小及抽吸液量影响。可采用缩小抽吸腔直径、减少抽吸量来防范。

(3)PTA:并发症发生率约为 5%,主要有穿刺部位出血、血肿、血管损伤、远侧动脉栓塞等,再狭窄率为 20%～30%,多在 6 个月内发生。肢体远端栓塞通常由于手术过程中病变局部脱落的血栓或粥样斑块的碎片等引起,一旦远端栓塞,立即行动脉局部溶栓或取栓治疗。

(4)支架置入术:并发症发生率约为 4%,主要为支架急性闭塞、支架位置不当、移位、机械变形。早期再狭窄率为 12%,股腘动脉及腘动脉以下再狭窄率可高达 30%。

7.疗效评价　血栓介入治疗成功率一般为 75%。血栓栓子和病程较短者血管完全开通率较高,导管选择与位置和溶栓疗效也有一定的关系,如溶栓导管置于血栓凝块内灌注,血管再通率一般在 65%～85%,有的高达 92%～100%。对于有固定性狭窄病变血管,约 30% 溶栓后可发生再闭塞,因此目前多提倡溶栓治疗联合 PTA 或血管腔内支架治疗,可取得更好的效果。

经皮腔内血管成形术和血管内支架置入术是治疗下肢动脉硬化闭塞性疾病中应用最早也是应用最广泛的介入治疗技术之一。单独应用 PTA 的技术成功率为 92%,2 年和 5 年的累积一期开通率分别为 81% 和 75%。PTA 后血管内支架置入术能提高 PTA 技术成功率和累积一期通畅率。较大动脉 PTA 和支架置入术后的远期疗效好于较小动脉的介入治疗;病变长度较短者疗效好于病变较长者。股腘动脉狭窄闭塞性病变单纯 PTA 后 5 年的累积一期开通率仅为 38%～58%。该处长段狭窄(病变长>8cm)支架置入后 2 年累积一期开通率为 60%～67%。

膝下小动脉病变应用长球囊 PTA 以来,这种球囊导管顺应了膝下动脉管腔"细长弯曲"的特点,减少了短球囊分段扩张后产生大量细小夹层或动脉破裂,近期疗效满意。有报道长球囊小腿动脉 PTA 术后进行为期 0～54 个月的随访,在随访期超过 40 个月的病例中,通畅率达 62%。

有报道与外科的旁路手术相比较,在 TASC Ⅱ C/D 分级的患者中,SIA 术后 5 年的症状缓解率为 82.8%,明显高于外科旁路血管手术(68.2%)。通过对 1989 年到 2008 年发表的相关英文文献进行 Meta 分析显示,SIA 治疗的技术成功率为 85.7%(83.3%～87.7%),1 年的通畅率和保肢率分别为 55.8% 和 89.3%,说明 SIA 治疗可以作为周围动脉完全闭塞疾病的治疗选择。

第四节　下肢深静脉血栓形成

一、概述

下肢深静脉血栓形成(lower extremity deep venous thrombosis,LEDVT)是临床上常见的血栓类疾病,自然预后差,发病率逐年上升。其中 22%～29% 的深静脉血栓形成患者可并发致命性肺栓塞(pulmonary embolism,PE)。LEDVT 和 PE 合称为静脉血栓栓塞症(venous thromboembolism,VTE)。LEDVT 如果在早期未得到有效治疗,血栓机化,常遗留静脉功能不全,称为血栓后综合征(postthrombosis syndrome,PTS)。

1.LEDVT 按照部位可分为三种类型　周围型:指股浅静脉下段以下的深静脉血栓形成。中央型:指髂股静脉血栓形成。混合型:指全下肢深静脉血栓形成(图3—8)。

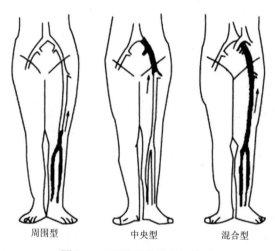

周围型　　　　中央型　　　　混合型

图3—8　下肢深静脉血栓分型

2.LEDVT 的临床分期

(1)早期:①急性期:发病后 14d 以内。②亚急性期:发病第 15d 至第 30d。

(2)慢性期:发病后 30d 以后。

(3)后遗症期:出现 PTS 症状。

(4)慢性期或后遗症期急性发作。

二、病因

本病与下列因素有关。

1.血管内膜损伤　静脉炎及经静脉介入诊疗导致静脉损伤。

2.血流淤滞　手术或重病卧床,心力衰竭,腹内压升高,静脉曲张。

3.血液高凝状态　应用雌激素,大手术后,大面积烧伤后,外伤,分娩,肿瘤,抗凝血酶Ⅲ、

C 蛋白或 S 蛋白的缺乏等。

4.外来压迫如转移性淋巴瘤、结肠癌、肺癌等,造成管腔狭窄并发血栓形成。

三、病理及临床表现

基本临床诊断特征包括疼痛、肢端肿胀、浅静脉怒张、体温升高等。疼痛多为程度不等的胀痛,伴有压痛,是血栓对静脉的刺激和血栓堵塞静脉使静脉扩张所致。肢体肿胀由静脉血不能回流,血液淤滞所致,伴有患肢浅静脉代偿性怒张。患者常有体温升高,多不超过38.5℃,伴脉搏加快和白细胞增多。血栓脱落可导致肺栓塞,髂股静脉血栓向上蔓延,会累及下腔静脉。

四、影像学表现

1.彩超　可明确血栓位置及血流情况,具有高度的敏感性和特异性,为临床首选的检测方法。

2.CTA 和 MRA　可以准确显示血管的通畅程度、水平、位置、血栓形态,侧支血管开放的程度,以及外压病灶的性质。

3.静脉造影　管腔狭窄或完全闭塞,见对比剂终止于闭塞处,并借曲张的侧支向近端回流。

(1)顺行性造影:患肢远侧端扎一止血带,自远端浅静脉穿刺插入头皮针、导管针或留置针,以每秒 1～2mL 速率,注入对比剂。

(2)逆行性造影:自健侧股静脉穿刺插管,插入 4F～5F Cobra 导管至患侧深静脉内,以每秒 1～3mL 速率,注入对比剂 15～20mL。

五、常规治疗

深静脉血栓的传统治疗方法包括常规抗凝、系统溶栓治疗,常易遗留血栓后综合征。

六、介入治疗

介入治疗方法包括经导管接触性溶栓术、静脉成形术、血管内支架置入术、血栓清除术等,已成为治疗深静脉血栓最为有效的方法。经导管深静脉血栓内用药因具有能降低溶栓剂用量、减少出血并发症的发生且提高溶栓疗效的优点而逐渐成为治疗 LEDVT 的首选术式。

1.经导管局部溶栓术

(1)适应证:①急性期 LEDVT。②亚急性期 LEDVT。③LEDVT 慢性期或后遗症期急性发作。

(2)禁忌证:①伴有脑出血、消化道及其他内脏出血者。②患肢伴有较严重感染。③急性期髂股静脉或全下肢深静脉血栓形成,管腔内有大量游离血栓而未做下腔静脉滤器植入术者。

(3)入路选择

①顺流溶栓:经股、腘静脉穿刺插管并保留导管进行溶栓,对股、髂静脉血栓疗效较好,但对腘静脉及小腿部深静脉血栓疗效不佳(图 3-9)。其他顺行置管入路还包括小隐静脉、胫后静脉等。

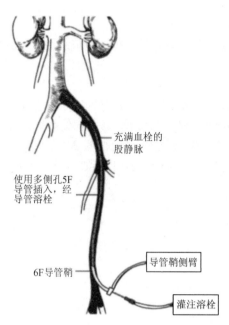

充满血栓的
股静脉

使用多侧孔5F
导管插入,经
导管溶栓

导管鞘侧臂

6F导管鞘

灌注溶栓

图 3－9　经腘静脉入路,插管溶栓示意图

②逆流溶栓:a.经健侧股静脉插管至患侧髂股静脉,保留导管进行溶栓,对髂股静脉血栓有一定的疗效。但插管到位率不高,可能损伤静脉瓣膜,对腘静脉及小腿部深静脉血栓疗效不佳。b.经颈内静脉插管至患侧髂股静脉,插管到位率高,但亦会损伤瓣膜,疗效同上,且并发症较多。

(4)造影:造影能明确血栓的位置、范围、形态和侧支循环情况。

(5)置入溶栓导管:经造影导管送入超滑导丝、贯通血栓闭塞部位,然后交换为溶栓导管(多侧孔端孔导管)埋入血栓中进行接触性溶栓治疗。经静脉途径溶栓过程中,要定时复查造影,根据血栓溶解情况将导管头调整至血栓中,保持导管埋入血栓中。

(6)溶栓药物灌注方法:溶栓药物主要有尿激酶、rt－PA。溶栓导管置入患肢深静脉后一般首剂注入尿激酶 25 万 U,然后经溶栓导管持续泵入尿激酶,造影复查如深静脉血流恢复,腔内充盈缺损消失,管壁较光滑,则拔去溶栓导管;如深静脉仍有充盈缺损,则留置溶栓导管继续溶栓至血栓溶解,疗程一般为 5～7d。

(7)并发症

①出血:主要表现为穿刺点出血或血肿形成,甚至严重为颅内出血。发生出血时,应视病情的严重程度减少或者停止肝素和尿激酶治疗;同时,测定纤维蛋白原和部分凝血活酶时间,予以相应的处理,必要时可适当使用止血剂。

②肺栓塞:经导管连续性溶栓治疗过程中,肺栓塞的发生率约为 1%,置入下腔静脉滤器可有效预防肺动脉栓塞。

③感染:在保留导管的病例中较为常见,包括穿刺点局部感染和轻度发热,发热多自保留导管后的 2～3d 开始,原因可能为血栓溶解所致,也可能为保留的导管本身带有的致热源。定期换药,尽早拔除导管可使感染较易控制。

　　(8)疗效评价:经导管溶栓治疗较全身溶栓治疗能降低溶栓剂用量,提高了血栓局部药物浓度,使药物较快渗透到血栓局部,减少出血并发症的发生,在较短时间内恢复下肢血液回流,保护了静脉瓣膜功能,减少了并发症。

　　综合文献报道溶栓治疗成功率为68%～100%,对于病程<4周的急性或亚急性血栓形成,其疗效优于慢性病程者,前者成功率可达88%,而后者为60%。但对静脉管腔机化再通不全导致的狭窄、闭塞常无明显效果。

　　作为综合性介入治疗中的一种方法,尽早结合采用机械性血栓消融、抽吸或其他血栓清除术,常可明显提高疗效、缩短病程,部分病例溶栓后需配合血管成形术及内支架置入术。

　　2.经皮腔内血管成形术或支架置入术　溶栓后造影证实无血栓存在的静脉狭窄,可直接行球囊成形术。由于静脉血流缓慢,压力较低,腔内成形宜尽量充分扩张;当静脉狭窄度超过70%时,常有明显的血流动力学意义,此种情况下,球囊成形后宜及时置入内支架,以维持术后血管开通。Mewissen等比较了髂股静脉血栓形成局部溶栓辅助内支架治疗与单独局部溶栓治疗的1年血管通畅率,前者达74%,后者为53%,说明置入支架对预防溶栓后静脉血管再狭窄、维持血管长期通畅具有重要意义。

　　由于静脉壁较薄,肌层发育较差,弹性回缩和张力较低,管腔大小和外形受外力影响而变化,且静脉压较低,血流速度缓慢,因此内支架置入一般不用于腘静脉及小腿深静脉,以免支架变形、移位、阻塞。实际选择中,一般所用内支架的直径应比相应正常的髂股静脉或下腔静脉直径大10%～20%,这有利于内支架嵌入血管壁,促进内膜在短期内以多中心生长方式覆盖支架表面,对减少内膜过度增生、降低阻塞的发生率有重要的意义。支架长度应在完全覆盖病变的前提下越短越好,一般以远近两端超出狭窄段0.5～1.0cm为宜(图3-10)。

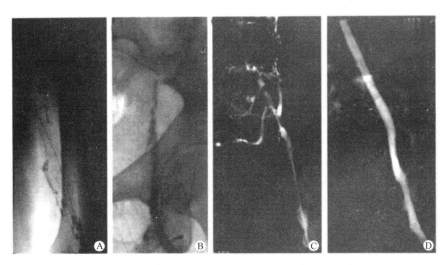

图3-10　下肢深静脉血栓置管溶栓后髂静脉成形术

　　女,26岁,左下肢深静脉血栓,左腘静脉入路,溶栓导管插入血栓内,箭头示溶栓导管头端(图A);溶栓24h后复查,髂股静脉部分显示(图B);溶栓28h后髂股静脉部分通畅,见髂静脉狭窄(图C);放置支架(wallstent10mm×100mm)于左髂静脉后造影显示左下肢静脉通畅(D)

支架置入术中或术后除可能发生出血和肺栓塞外,还可能发生以下并发症:①置入部位急性或亚急性血栓形成,导致早期血管闭塞或狭窄。由于操作时间过长、局部血管内膜过多损伤及支架本身作为金属异物的刺激导致血栓形成。预防术后血栓形成的关键是术中将支架紧密贴合于血管壁上,并覆盖全部血管内膜撕裂或夹层部位;术后适宜抗凝治疗是减少血栓形成的重要措施。对发生血栓形成或血管闭塞者,应立即行局部溶栓或再次腔内成形。②支架位置不良和术后支架移位。如支架不能覆盖病变全程,可再置入另一枚支架。

3.机械血栓清除术(percutaneous mechanical thrombectomy,PMT) 从机械原理区分,目前国内外临床使用的机械血栓清除装置主要有以下三种:机械旋转式、超声消融式和药物－机械偶联式。机械旋转式 PMT 在临床应用较早,包括 ATD(amplatz thrombectomy device)和 Trellis－8。工作原理基本为导管内装有与驱动轴相连的叶轮,高速旋转的叶轮在血管内产生强大的旋涡将新鲜的血栓吸入金属管并将其粉碎,再经侧孔排出。药物－机械偶联式血栓清除术自 2006 年以来在国外临床中逐渐得到应用,代表装置为 AngioJet 血栓清除系统(possis medical minneapolis,USA),由于该装置既可进行机械式血栓清除,又可经工作导管在血栓区域灌注溶栓药物,从而达到药物－机械联合血栓清除作用。

第五节 下肢静脉曲张

一、概述

下肢静脉曲张是指下肢浅表静脉发生扩张、延长、弯曲成团状,晚期可并发慢性溃疡的病变。本病多见中年男性,多发生于从事持久站立工作、体力活动强度高,或久坐少动的人。欧美国家的患病率高达 20%～40%。我国 15 岁以上人群中,患病率为 8.6%,45 岁以上为16.4%。静脉壁薄弱、静脉瓣膜缺陷以及浅静脉压力升高,是引起浅静脉曲张的主要原因。下肢静脉曲张其病理改变主要表现为管壁增厚,壁内纤维组织增多,弹性纤维消失以及平滑肌增厚、萎缩。下肢静脉曲张以大隐静脉发生率最高,亦有大小隐静脉同时发生曲张者,但单独小隐静脉曲张较为少见。Homans 将大隐静脉曲张分为单纯性和继发性两类,前者指大隐股静脉瓣关闭不全所致,而后者指继发于下肢深静脉血栓后综合征或其他疾病者。

二、临床表现

主要临床表现为下肢浅静脉扩张、伸长、迂曲。如病程继续进展,当交通瓣膜破坏后,可出现踝部轻度肿胀和足靴区皮肤营养性变化,包括皮肤萎缩、脱屑、瘙痒、色素沉着、皮肤和皮下组织硬结、湿疹和溃疡形成。

三、辅助检查

1.下肢深静脉通畅度试验(Perthes 试验) 用以测定深静脉回流的通畅情况。方法是在大腿用一止血带阻断大隐静脉主干,嘱患者用力踢腿或连续快速做下蹲运动。由于肌肉收缩,浅静脉血流应回流至深静脉使曲张静脉萎陷空虚。如深静脉不通畅或有静脉压力增高,静脉曲张程度不减轻,甚至加重。

2.大隐静脉瓣膜和小腿穿通支静脉瓣膜试验(Trendelenburg 试验)　用以测定在大隐静脉和交通静脉功能不全瓣膜的位置。患者取卧位,下肢抬高,并自踝部向上按摩患肢,使静脉空虚。检查者用止血带压住近侧大腿部,然后让患者站立。当放开止血带时,大隐静脉迅速充盈,说明大隐静脉瓣膜功能不全;未放开止血带而小腿部大隐静脉在 30s 内迅速充盈,表明小腿穿通支静脉瓣膜关闭不全。

3.多普勒超声检查是临床上评价下肢静脉瓣膜功能不全的常用手段。多普勒超声检查所获得的静脉解剖和瓣膜功能的信息有助于确诊静脉瓣膜功能不全。下肢静脉曲张患者行彩色多普勒超声检查应明确以下四个问题:(1)确定浅、深静脉系统是否开放。(2)识别浅、深静脉系统间的反流及其位置。(3)确定曲张段静脉的血流来源。(4)评价阻断曲张段静脉血流来源的价值。

4.顺行或逆行静脉造影　也是评价下肢静脉瓣膜功能不全的常用方法。静脉造影虽可获取静脉的解剖信息,但它是有创的检查方法,而且并不一定能反映瓣膜的功能状况。

四、常规治疗

非手术治疗主要是穿弹力袜或用弹力绷带,使曲张静脉萎陷并促进回流。传统的大隐静脉高位结扎加剥脱术及小腿交通支结扎术是治疗下肢静脉曲张的经典手术。该术式疗效肯定,但创伤大,恢复慢,且遗留多个手术瘢痕。

五、介入治疗

介入治疗可通过静脉内射频、激光血管消融术或血管硬化术等的方法消融大隐静脉,以达到等同"剥脱"曲张静脉的目的。

1.适应证　适用于早期、轻或中度下肢静脉曲张患者。通常,毛细血管扩张症或节段性静脉曲张是最佳的适应证。

2.禁忌证　对重度曲张伴有长期下肢皮肤营养障碍者为相对禁忌。合并有下肢深静脉病变即为继发性下肢浅静脉曲张的患者为绝对禁忌,如为下肢深静脉血栓引起,可试行介入溶栓术。

3.术前准备和器械选择　利多卡因、射频发生器、闭塞导管、光导纤维系统、硬化剂等。

4.操作步骤

(1)静脉内射频血管消融术:用1%利多卡因溶液于整个大隐静脉周围行局部麻醉,并用小刀片在大腿远端的大隐静脉做一小切口。将 6F 或 8F 的导管插入大隐静脉内距隐-股静脉连接点 1~2cm 处。用手压迫腹股沟部,开启射频发生器。待静脉内温度达 85℃ 并持续30s 后,以约 3.5cm/min 的速度回撤导管。在回撤导管时将温度维持在 80~90℃,平均约85℃。在回撤导管过程中,导管经过静脉属支或穿静脉流入孔时温度可暂时下降,此时宜减慢回撤速度将温度恢复至 85℃,并使静脉属支或穿静脉流入孔闭塞。最后,用多普勒超声评价静脉闭合情况。远侧的曲张静脉属支可行手术切除或硬化治疗(图 3-11)。

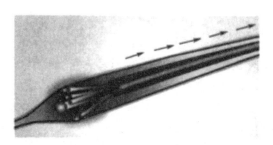

图3—11 经导管静脉内射频消融术示意图
射频消融头静脉内温度达85℃并持续30s后,以约3.5cm/min的速度回撤导管

(2)静脉内激光血管消融术:静脉内激光血管消融术于局麻下并在超声引导下进行。治疗范围仅限于直径在2~8mm(仰卧位时)的大隐静脉。确定静脉功能不全的位置后,于膝关节平面穿刺入大隐静脉。置入单弯导管至隐股点下方约3cm处。经导管插入直径为400~750μm、尖端裸露的光导纤维,其尖端置于隐-股静脉连接点下1~2cm(图3—12)。使用超声和透过皮肤所见到的红色激光束确定光导纤维尖端与隐-股静脉连接点的相对位置。用手压迫隐-股静脉连接点和红色激光束以保证光导纤维与静脉壁的最大接触面。采用二极管激光发生器,波长810nm(diomed d15 diode laser,diomed inc)或940nm(dornier med tech),经光导纤维沿大隐静脉行程释放激光能量,同时以0.5~1cm/s的速度回撤光导纤维(图3—13)。推荐使用下列参数:在连续脉冲编码装置上以持续1~2s的激光脉冲释放10~14W的激光能量。这些参数产生的能量可致血管内皮和血管壁的热损伤,并向血管外膜扩展。大隐静脉激光消融术后,其曲张的属支可选择硬化治疗、静脉切除术、激光消融术或其他介入治疗。

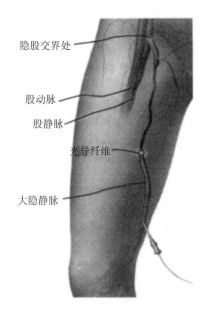

隐股交界处
股动脉
股静脉
光导纤维
大隐静脉

图3—12 穿刺大隐静脉置入导管鞘,经导管鞘置入光导纤维

92

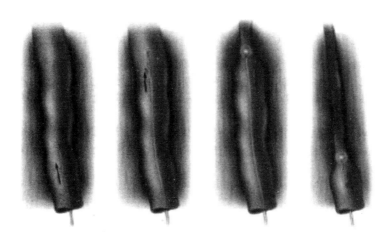

图 3-13　光导纤维沿大隐静脉行程释放激光能量,同时以 0.5～1cm/s 的速度回撤光导纤维

　　(3)静脉内硬化剂注射术:多普勒超声引导下经导管静脉内血管硬化术治疗大隐静脉曲张是硬化治疗的一种新方法。其操作技术与上述射频或激光消融术相似。经导丝将多侧孔灌注导管置入大隐静脉,导管尖端置于隐-股静脉连接点下 1～2cm。患者取 Trendelen-burg 体位(头低足高仰卧体位)排空静脉,用手压迫隐-股静脉连接点的同时注射硬化剂。撤出导管后继续阻断静脉血流约 2min。

　　5.术后处理　术后穿弹力袜约 7d,嘱患者可进行正常的日常活动,但避免剧烈运动。

　　6.并发症　激光有穿破血管、烧伤皮肤和光纤断裂等危险,以及可能引起大隐静脉属支的血栓性静脉炎。

　　7.疗效评价　静脉内射频血管消融术后 2 年的随访期内 90％的患肢未见静脉反流,94％被治疗的静脉经多普勒超声检查未再显示。与传统外科治疗比较,术后疼痛、康复时间和治疗费用均明显降低。

第六节　上腔静脉阻塞综合征

　　上腔静脉阻塞(superior vena cava obstruction,SVCO)是各种原因造成上腔静脉的管腔狭窄或完全闭塞性疾病,导致上腔静脉血液回流障碍,产生头颈部及上肢水肿的综合征。

一、病因及病理

　　上腔静脉阻塞(SVCO)的原因可分为良性和恶性两类。良性 SVCO 的原因目前尚不清楚,发生率较低,可能与先天性因素、感染、红细胞增多症及各种原因导致的血液高凝状态有关。其中,上腔静脉血栓形成相对多见,主要见于各种留置导管插入引起的血栓形成。恶性SVCO 的发生率相对较高,常常作为胸腔内肿瘤的并发症之一,如肺癌、淋巴瘤、间皮瘤,也可为胸外肿瘤的浸润、压迫所致。据报道 3％～8％肺癌的患者可出现 SVCO,此病因占所有恶性 SVCO 病例的 70%～80%。

由于上腔静脉阻塞,机体可出现下列方面的表现:①上腔静脉支配的区域及脏器组织瘀血、水肿和缺氧。②侧支循环形成并开放其方向使血液绕过阻塞的静脉经奇静脉、胸内静脉、胸外侧静脉或椎静脉等回至上下腔静脉,再回至右心房。

二、临床表现

上腔静脉阻塞后,上腔静脉的血液回流障碍,从而导致相应组织器官的肿胀与水肿,可表现为头面部及双上肢肿胀。由于脑水肿,颅内压升高,常有头晕、头痛、恶心、呕吐、嗜睡及意识模糊、视力障碍等颅内压增高的症状。同时多伴有咳嗽、声嘶、呼吸急促,喜坐或立位,卧位时呼吸困难加重,严重者甚至端坐呼吸。除此之外,尚有原发病的症状。

查体可见双上肢凹陷性水肿,以双侧手臂肿胀最明显;头面部肿胀;如患者病史较长,可见前胸后背有轻中度静脉曲张;眼底镜检查可见双侧视神经乳头水肿。

三、常规治疗

SVCO 的常规治疗除了对原发病的治疗,如对肿瘤的放疗、化疗外,还应包括对 SVCO 导致的上肢肿胀及颅内压增高进行对症处理,如用甘露醇或甘油酸钠脱水,如患者头痛严重,则需用止痛药进行镇痛治疗。应该指出的是,仅有部分患者因 SVCO 而危及生命,大部分患者随着病程的延长,侧支静脉血管的建立,上肢及颅内外肿胀及水肿的症状与体征将逐渐减轻。良性 SVCO 的患者,SVCO 引起的症状及体征往往较轻,与侧支循环血管广泛建立密切相关。SVCO 如合并血栓形成,症状及体征往往加重。因此,SVCO 发生后可给予抗凝治疗,防止血栓形成。外科旁路手术需要胸廓切开,创伤大,对于大多数恶性 SVCO 的患者不适行此手术,因为这些患者的预计生存期较短。

四、介入治疗

SVCO 的介入治疗主要包括病变段球囊扩张术及支架成形术。

1.适应证　良恶性 SVCO 的患者都是介入治疗的适应证。

2.术前准备

(1)常用器械:导丝、导管、导管鞘。导管通常需要 4～5F 单弯导管,做造影或闭塞段开通用。备用一根 4～5F 的猪尾巴导管用做造影。

(2)特殊器械:单弯钢针或房间隔穿刺针,用作闭塞段上腔静脉开通。球囊导管(直径 14～18mm),行 PTA 治疗用。支架(直径 16～20mm),用于恶性 SVCO 或良性 SVCO 行单纯 PTA 治疗后疗效不佳者。球囊的直径应大于病变两端正常管腔直径的 20% 为宜。支架有编织支架、激光雕刻支架及"Z"形支架。

3.操作技术　局麻下,经股静脉和(或)颈静脉插管行阻塞的上腔静脉单向或双向造影,观察阻塞的程度、长度、侧支循环血管情况及阻塞的远心端是否合并血栓形成。对于阻塞的上腔静脉为明显狭窄者,用导丝直接通过狭窄段,然后换入球囊导管行 PTA 治疗;对阻塞的上腔静脉为完全闭塞者,先用导丝及单弯导管探查是否有潜在的腔隙,如有潜在的腔隙,导丝可缓慢通过闭塞段,然后将导管跟进并通过闭塞段,造影证实导管头位于上腔静脉腔内,最终换入导丝并沿导丝换入球囊导管行 PTA 治疗。如闭塞段导丝不能开通,则应在多角度 DSA 透视下采用单弯钢针或房间隔穿刺针行闭塞段开通术。上腔静脉狭窄程度>50%者,应放置支架(图 3-14)。如阻塞的上腔静脉的远心端合并有血栓形成,应先采用导管抽吸血栓或保留导管溶栓治疗后再行 PTA 和支架治疗。

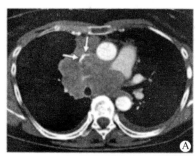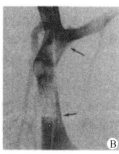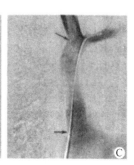

图 3-14　上腔静脉综合征的介入治疗

71 岁男性患者。A. 肺部肿瘤侵犯上腔静脉(箭头处);B. 造影显示上腔静脉受压,选择支架(COOK, 16mm×8cm)覆盖病变段;C. 支架置入后上腔静脉血流通畅

4.术后处理　支架放置后应采用充分而有效的抗凝治疗。充分即抗凝时间要足够长,通常应大于 6 个月;有效即抗凝药物的剂量要足够。

5.并发症

(1)肺动脉栓塞:肺动脉栓塞分为症状性和无症状性两种。前者发生率低,但危险大;而后者发生率高,但危险小。肺动脉栓塞的发生是由于阻塞的上腔静脉远端血管内的游离血栓,当上腔静脉阻塞段血管开通后,血栓随着血流漂浮到肺动脉所致。面积较小的亚段性肺动脉栓塞,患者常常无症状;较大面积的肺动脉栓塞患者表现为突发性胸痛、气短、发绀,平卧时症状加重;巨块型肺动脉栓塞患者呼吸急促、发绀、血压下降,常在 30min 内死亡。肺动脉栓塞发生后,应立即给予面罩吸氧,血压下降者应给予升压治疗,与此同时将一枚 4F~5F 猪尾巴导管直接插入肺动脉内行机械碎栓和药物溶栓治疗。

(2)支架移位:支架移位至右心房或肺动脉已有些报道,主要原因是支架选用直径太小,支架放置后不能与血管壁形成相互作用力,支架随血液漂流入右心房或肺动脉。另外一个原因是支架释放时定位不准,同时在释放时支架前跳,造成支架移位。"Z"形支架发生移位的概率较编织形和激光雕刻形支架高。支架移位进入右心房或肺动脉后患者常无任何临床症状,可采用介入方法如异物抓捕器将其取出或外科手术将支架取出。

6.疗效评价　良性上腔静脉阻塞行介入治疗后,由于上腔静脉系统的血液有效的流入右心房,患者的临床症状与体征得以完全或部分消失,发生再狭窄的机会少,预后好;恶性上腔静脉阻塞的预后不良,此与原发病的发展及预后密切相关,由于上腔静脉阻塞的病因为恶性转移、浸润及压迫所致,虽然阻塞的上腔静脉被开通后患者的临床症状与体征可短期内缓解,但恶性肿瘤的发展甚至常常可导致支架内的管腔再狭窄而引起症状与体征复发。同时,恶性肿瘤的发展常导致患者在不长的时期内死亡。

第七节　肢体血管畸形和血管瘤

一、概述

血管畸形为一组由先天性血管发育异常而引起的疾病。以往临床上多以加定语的血管瘤命名该疾病。Mulliken 等的研究结果表明,真性血管瘤和血管畸形的组织学表现和其内皮的生物学特性有明显的差异,故将其分开命名分类。其中,血管畸形主要包括动静脉畸形细血管性静脉畸形和动静脉瘘,最常见的为动静脉畸形。

真性血管瘤:发生于婴幼儿的皮肤表面,出生时无症状,1 个月时出现临床症状,在第 1 年内生长最快,90％以上的儿童血管瘤在 5～6 岁时完全消退。增生期血管瘤组织学表现为显著的内皮细胞增生,血管瘤组织成分中含大量肥大细胞。消退期血管瘤组织学表现则相反。

血管畸形:发生在体表的血管畸形于出生时就出现病变,在体内者常难以发现,随着生长发育而长大,较多在中青年时病情加重,不可能自然消退。创伤和性激素水平的异常可造成其血流动力学改变而加重病损。血管畸形无内皮细胞增生现象,内皮细胞基膜为单层,内皮细胞不吸收脱氧胸腺嘧啶核苷,畸形组织内肥大细胞计数正常,病变组织成分为原始动脉、静脉、毛细血管和淋巴管或其组合。

二、临床表现

1. 肢体动静脉畸形　其临床症状与解剖部位、大小和其引起的并发症相关。AVM 主要引起盗血所致的局部缺血、充血所引起的心力衰竭等症状。

2. 肢体静脉畸形　主要包括肢体的表皮静脉畸形和肌肉静脉畸形。体表静脉畸形表现为突起于皮肤表面的质软肿块,压迫近端静脉或在一定体位时可膨胀,解除上述因素则可回缩,可伴溃疡和出血等。肌肉静脉畸形散在肌群中,部位深在,临床表现与一般静脉畸形稍有差别。其发病年龄多为 20～30 岁,主要造成肢体肥大,局部肿胀。可影响肌肉或相邻组织,导致疼痛。

3. 动静脉瘘　病因分为先天性或后天性原因。先天性动静脉瘘常累及许多的细小动静脉分支血管,因而瘘口都是多发性的;后天性动静脉瘘常由外伤或医源性操作引起,发生于中等以上的动静脉分支,瘘口往往单一。

临床常见患肢增长、增粗,皮肤温度增高,局部可闻及连续性血管杂音和扪及震颤,浅静脉怒张并可扪及搏动,少数可出现远端肢体溃疡。

三、影像学表现

1. 肢体动静脉畸形　动脉造影是诊断动静脉畸形的金标准,可见供血动脉代偿性增粗,畸形血管团管腔粗细不均、排列紊乱,血管团内对比剂排空迅速,染色时间极短,引流静脉扩张,显影时间提早。

2. 肢体静脉畸形　肢体静脉畸形造影表现为动脉早期供血动脉往往无明显增粗或稍增

粗;动脉晚期即显示部分静脉畸形呈斑片状、小点状显影,随时间推移而扩大、变淡,其内可有间隔,引流静脉细小,常不能显示,对比剂排空明显延迟,排空时间可达数分钟。

3.动静脉瘘　彩色多普勒超声显像检查主要显示瘘口近端动脉及静脉管径扩张,远端动脉及静脉管径则相对变细。彩色血流于瘘口处呈现五彩镶嵌血流。动脉造影可以明确瘘口的部位、大小、数目及附近血管扩张和侧支循环情况。动静脉瘘造影的表现为:组成瘘的动静脉常异常增粗、扩张和扭曲,部分扩张为瘤状。供血动脉通过瘘口直接注入扩张的静脉,静脉和动脉几乎同时显影。病变区无毛细血管床和畸形血管团。瘘口远端动脉变细或不显影。

四、常规治疗

儿童血管瘤因为其具有自限性,多不需要治疗。即使是血管瘤偶尔出血或发生溃疡,亦只需局部压迫或敷料包扎即可。重要部位的血管瘤可采用皮质激素或α干扰素治疗。

局限性先天性动静脉瘘手术治疗效果好,但多数先天性动静脉瘘由于动静脉之间的交通支多而且细小,病变范围广泛,有时累及整个肢体,因而治疗困难,切除不彻底。临床经验证明,对于绝大部分动静脉畸形病灶,单纯手术切除不仅存在着切除不完全、失血量大、术后易复发等特点,而且因为手术常结扎供血动脉,使动静脉畸形的血供变得更为复杂,为后续的治疗增加了相当的难度。

后天性动静脉瘘一旦形成,由于动脉压和静脉压之间相差甚大,瘘口难以自行愈合,必须进行治疗。目前多采用手术治疗,但在某些部位手术难度较大。

五、介入治疗

1.易经皮穿刺进入畸形血管者　治疗原则是在直接穿刺造影明确诊断后进行局部或经导管注入血管硬化剂类物,硬化剂主要用聚桂醇、无水乙醇和平阳霉素等。作用机制是使其内皮变性坏死,继而血栓形成,闭塞畸形血管腔。单纯供血动脉栓塞疗效欠佳,不宜采用。硬化剂中常加入少量碘油,碘油不对异常血管起直接损伤作用,其作为药物载体进入血管腔,缓慢释放药物,并且不易经引流静脉排出,可作为示踪剂在X线下观察。

2.肌肉静脉畸形　可采用经导管硬化剂注入供血动脉。但肌肉静脉畸形常为多条血管供血,并且其供养肌肉的分支难以避开。

3.动静脉畸形和动静脉瘘　主要采用栓塞术,栓塞可使邻近组织坏死者禁用。

(1)插管途径:依赖于畸形血管部位,下肢宜采用股动脉穿刺途径,可顺行性插管,也可逆行性插管,但顺行性股动脉插管更常用。上肢宜用肱动脉穿刺途径。

(2)插管成功后,首先要做动脉造影,以了解血管解剖和病变范围,证实畸形的类型和范围,然后决定栓塞哪些血管及栓塞方式。

(3)栓塞剂:动静脉畸形应选择末梢性永久性栓塞剂,常用的栓塞剂有无水乙醇、鱼肝油酸钠、PVA微粒及医用组织胶等。从安全性、有效性和减少术后反应等方面考虑,采用PVA微粒较好,但应注意顺行性误栓。通常不宜直接采用钢圈栓塞畸形血管供养动脉。因术后侧支循环很快建立,难以取得良好效果,且堵塞了下次介入治疗的入路。只有使用微弹簧圈仔细栓塞末梢,供养动脉才能控制侧支循环的建立,而在动静脉瘘则宜采用大型栓塞物金属圈、电解可脱离铂金圈和可脱离球囊等,封闭瘘口(图 3—15)。

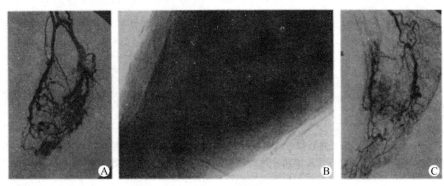

图 3—15　下肢血管畸形的介入治疗

A.下肢动脉造影显示左足部动静脉畸形;B.使用微导管插入至足部畸形血管供养动脉末梢,仔细释放微弹簧圈;C.栓塞后造影大部分畸形血管闭塞

(4)造影后应超选择至供血动脉进行栓塞,避免正常组织的受累。在投放栓塞材料前,导管顶端尽可能靠近畸形的供养血管,对动静脉瘘需栓塞其瘘巢,插管困难病例可用针直接穿入瘘巢后注入无水乙醇。

如疑有栓子反流栓塞正常血管可能时,则要用球囊导管或同轴导管方法进行栓塞,以减少并发症发生。对于较大的动静脉瘘可以在动脉端放带膜支架,将瘘口隔绝,且能保持动脉血流正常。

(5)术后 1 个月左右行造影复查,并对残留或新发生的异常血管进行栓塞。随后每 2~3 个月复查 1 次,必要时行补充栓塞。对于范围较大、血供复杂的即使行多次栓塞术,仍难以完全阻塞所有畸形血管,但可以缩小病变范围和减少其血流量,可能为后续的手术治疗打下基础。

4.并发症

(1)皮肤改变:初期可出现局部皮肤红肿,病变区触及柔韧感。较重的不良反应表现为肢体局部明显红肿、发热,可持续 2~4 周,红肿缓慢消退,局部脱皮;严重者肿块在 1 个月内逐渐缩小,6 个月内缩至最小程度。

(2)栓塞后疼痛:为常见并发症,可在栓塞后数小时出现,有时疼痛可持续较长时间,用镇痛剂即可缓解。

(3)肢体缺血坏死:往往是栓塞剂使用不当、栓塞剂反流、非靶血管误栓及栓塞面积范围过大所致。

(4)动脉血栓形成:主要发生在血流缓慢或严重血管痉挛者。应特别注意观察,必要时需溶栓治疗。

5.疗效评价　栓塞可有效地控制畸形血管所致的出血,明显地减轻临床症状,对外科无法手术或手术困难者可明显达到姑息治疗目的,如栓塞后于 48h 内做切除术则可明显减少术中出血。

第八节 四肢血管创伤

一、概述

四肢是创伤的好发部位,多由外科进行治疗。随着介入放射学的蓬勃发展,介入治疗在四肢血管创伤中的诊治地位日益突出,特别在动脉或静脉断裂、假性动脉瘤形成和动静脉瘘的诊治方面以其微创、高疗效而备受关注。骨盆骨折合并出血及假性动脉瘤临床常见,为本节介绍重点内容。

二、病因

创伤性血管损伤病因可分为:(1)火器伤。(2)锐利伤。(3)钝性伤。(4)医源性损伤和其他,如撕脱伤、绞伤等。其中,钝性伤致血管损伤在我国较为常见。

三、临床表现

1.出血 肢体主要血管断裂或破裂均有较大量的出血。开放性动脉损伤出血呈鲜红色,多为喷射性或搏动性出血。闭合性血管损伤时,损伤肢体常因内出血而显著肿胀,时间稍长者有广泛皮下瘀血,有时形成张力性或搏动性大血肿。

2.休克 出血较多者因血容量减少,可出现低血压并导致休克。

3.肢体远端血供障碍 表现为肢体远端动脉(如桡动脉、足背动脉等)搏动消失甚或微弱。

四、常规治疗

临床上对于四肢血管创伤的患者,首先需控制出血;对严重开放性创伤,未控制住出血而导致失血性休克的患者,即刻对创口施行加压包扎,必要时使用气囊止血带止血。同时积极进行抗休克治疗,给予抗生素治疗预防感染。病情稳定后即送手术室进行血管探查手术。快速纠正骨、关节畸形,而后探查和修复损伤的血管。

五、介入治疗

1.适应证

(1)四肢血管局灶性损伤,非完全性横断,导丝能经过损伤处,远端有流出道。

(2)四肢创伤引发的假性动脉瘤、动静脉瘘形成。

(3)骨盆骨折大出血。

(4)四肢动脉损伤外科修补术后吻合口狭窄。

2.禁忌证

(1)动脉离断性损伤。

(2)管损伤处临近重要分支动脉(如临近椎动脉的锁骨下动脉损伤)。

3.术前准备和器械选择

（1）术前应用镇静、止痛剂。因为外伤患者往往伴有剧烈疼痛或情绪反应激烈，采取镇静、止痛措施，让患者安静下来，有利于介入治疗。

（2）常规行血常规、凝血常规检查。

（3）根据 X 线、CT 或 B 超等影像资料，判断可能出血的部位和严重程度，以便于首先插管至出血的血管。

（4）术前谈话。将手术的重要性、术中、术后可能出现的并发症和不良反应详细向患者家属讲明，在患者或家属同意后方能进行手术治疗。

（5）器械准备。导管、导丝、栓塞剂、覆膜支架、手术包和心电监护等。同时开放静脉通道，以便输液、输血等急救。

4.操作步骤　对于急性出血，因大量失血或血肿压迫可使动脉搏动消失，穿刺定位困难，可做盲穿。血管损伤的造影表现为损伤部位对比剂外溢、假性动脉瘤、动静脉瘘和血流中断等。

对于骨盆外伤引起的出血，应先在腹主动脉分叉处造影，从整体上了解盆腔动脉的情况，再选择性进入髂内动脉及其分支，行二次造影明确出血部位和血供情况；对于局部出血应将超选择性插管置入出血动脉再行栓塞。骨盆外伤的广泛出血，可将导管置于髂内动脉主干，释放栓塞剂。栓塞后损伤血管处无明显对比剂外溢，扩容升压后生命体征稳定，表示栓塞成功。

对于假性动脉瘤，瘤腔和破裂口较小可采用经导管瘤内填塞术治疗，多采用不锈钢圈或电解可脱离铂金圈作为填塞材料；若阻断载瘤动脉不至于对远端器官造成严重缺血性损害时，可考虑行动脉瘤两端动脉干栓塞术；覆膜支架置入可将瘤腔与血管隔离（图 3—16）。

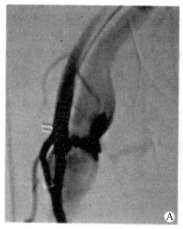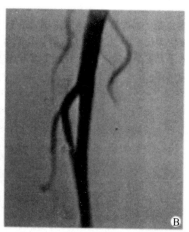

图 3—16　外伤性动静脉瘘的介入治疗

患者，女，86 岁，有股动脉穿刺史（冠状动脉造影），右股动脉造影显示股浅动脉起始端股动脉－股静脉瘘（A）；放置覆膜支架 Wallgraft 8mm×20mm 后造影显示动静脉瘘封闭（B）

5.术后处理

(1)密切关注病情变化,监测血压、脉搏等生命体征变化。

(2)补液、输血(根据血常规情况决定)、止血、抗感染、纠正电解质和酸碱平衡紊乱,加强支持和对症等治疗。

(3)治疗外伤所引起的骨折、脏器损害等。

6.并发症及处理

(1)栓塞后再出血:有少数患者栓塞后出血停止,但术后又出现大出血,原因可能有三个方面:①栓塞了主要出血动脉,而一些小分支出血未注意到,术后随着血压平稳,小分支出血成主要问题。②栓塞剂再通,因为明胶海绵颗粒可以被吸收,血管再通,一般在2周左右,这种情况较少见。③在多发骨折患者,栓塞止血后,在搬动过程中,骨折端再次损伤血管,又出现大出血。

(2)栓塞后再次出血,仍然可以使用介入栓塞止血。对于较大的动脉出血,可以考虑使用弹簧圈栓塞,血管不容易再通;患者术后运送的过程中一定要小心,搬动动作要轻柔,以免再次大出血。

(3)穿刺部位血肿:是穿刺和插管最常引起的并发症,特别是大出血的患者;少数合并凝血功能障碍者,更容易出现,要加以重视。血肿不大时往往可以自行吸收,对患者影响不大。但血肿早期不要热敷,以免促进渗血,待术后24～48h后才可热敷。

(4)血管痉挛:是血管介入治疗中较常见的并发症,表现为肢体疼痛、缺血、麻木、皮肤苍白。主要是导管进出刺激动脉引起,这种并发症能导致血流速度减慢,如处理不及时可能导致动脉内血栓形成,继而造成肢体坏死。一旦发现立即采用2%利多卡因或罂粟碱30mg动脉注射,多可缓解。

7.疗效评价　四肢血管损伤的患者全身情况往往较差,传统外科开放手术进行血管修复重建需在全麻下进行。术中如何迅速解剖出损伤血管并完成止血、修复,对血管外科医生而言仍是巨大挑战。随着介入治疗技术的发展,血管损伤的传统开放手术已经有相当一部分被腔内修复手术所取代。实践证明,腔内修复手术具有创伤小、手术时间短、操作简单、术后恢复快等优点,大大提高了血管损伤的救治成功率,但仍需严格遵循相应的适应症以确保介入手术安全有效。对于未成年患者、血管内径较细以及跨关节处血管损伤,选用覆膜支架应慎重。

第九节　咯血

一、概述

咯血是指喉以下呼吸道出血,经口腔咯出。咯血根据咯血量分为痰血、小量、中等量和大咯血,后者是临床常见急症。

二、病因

肺部病变直接侵犯肺血管壁或肺血管本身病变导致破裂都可引起咯血。引起大咯血的主要病因有支气管扩张症、肺结核、原发性肺癌、肺部化脓性疾病等，其次还有尘肺、曲霉菌病、囊性纤维化、肺部血管结构不良等。血栓栓塞引起肺梗死和左心衰竭（尤其是继发于二尖瓣狭窄）是咯血较少见的原因。原发性支气管腺瘤和肺动静脉畸形虽罕见，但却可引起严重出血。偶然在月经期间会引起来源不明的咯血。

三、临床表现

咯血是多种疾病的表现，其共同表现为咳嗽、咯血，大多表现为间隙性大口咯血，24h量达 300mL 以上时可从口鼻急性喷出大量血液。当一次咯血量达 1 500mL 时，即可发生失血性休克。急性大咯血可能发生气道阻塞从而窒息死亡。咯血的临床经过难以预料，有时少量的血痰即可是致死性大咯血的先兆。除咯血症状外，还伴有不同原发病变的临床表现，如支气管扩张症有反复发作的咳嗽、脓痰等，肺结核有低热、乏力、消瘦、盗汗等。

咯血必须与呕血和鼻腔、口腔或鼻咽部出血流入气管支气管相鉴别。尽管做全身和重点检查，还会有 30%～40% 的病例咯血原因找不到。咯血原因不明的患者一般预后良好，通常在 6 个月内出血症状消失。

四、辅助检查

1. 血液学检查 可帮助提示感染性疾病或合并感染、白血病、过敏性疾病或寄生虫病等可能。从血红蛋白量及红细胞计数的变化还可推断出血的程度。

2. 痰液检查 有助查找到一些致病原，如细菌、真菌、寄生虫卵及肿瘤细胞等。

3. 胸部 X 线检查 常可及时发现肺部病变，如肺结核、肺炎、肺脓肿、支气管扩张、肺部肿瘤、慢性支气管炎、尘肺等而做出诊断，可作为常规检查项目。

4. 胸部 CT 检查 对肺门、纵隔病灶及肺内微小病灶，胸部 CT 检查具有独特的优势；而对于支气管扩张的诊断，由于安全无创，胸部 CT 已基本取代了以往的支气管碘油造影。但对于活动性大咯血患者，胸部 CT 一般应在咯血稳定后进行。

5. 支气管镜检查 对咯血病因不明，或经内科保守治疗止血效果不佳者，可在咯血期间施行支气管镜检查，目的在于发现病因，为外科手术、支气管动脉栓塞术的实施提供依据，同时也可对出血部位直接进行局部止血治疗。应当强调，咯血期间进行支气管镜检查具有一定的危险性，应做好必要的抢救准备，在操作过程中应给予吸氧并做心电监护，以减少并发症的发生。

6. 血管造影 选择性支气管动脉造影和肺动脉造影不仅可以发现病变，明确出血部位，而且可以为进一步的介入治疗提供依据。

7. 其他 如磁共振检查、放射性核素扫描、右心导管检查等亦可为明确咯血的原因提供帮助，可视病情需要做相应选择。

五、介入治疗

大咯血内科保守治疗效果极差,病死率为 $50\%\sim100\%$ 。自从 1974 年 Remy 首先应用 BAE 治疗大咯血取得满意临床效果后,经过 20 多年不断发展完善,现已成为控制大咯血的有效治疗方法。

1.支气管动脉解剖　支气管动脉解剖变异较大,可分为 9 型,最常见的为Ⅰ～Ⅳ型,约占 92.2% 。Ⅰ型:左右侧各 1 支;Ⅱ型:左侧 1 支与右侧 1 支共干,右侧 2 支;Ⅲ:左侧 2 支,右侧 1 支;Ⅳ型:左侧 2 支,右侧 2 支,其中各有 1 支共干(见图 3-17)。

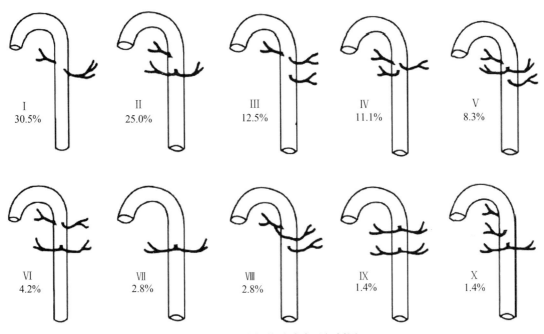

图 3-17　支气管动脉常见解剖图

2.适应证　BAE 的适应证广泛,包括:(1)急性大咯血危及生命,暂时不具备手术条件者(即使急诊手术,病死率也很高)。(2)反复咯血内科治疗无效,肺功能低下不宜手术切除者。(3)咯血经手术治疗复发者。

3.禁忌证

(1)严重凝血功能障碍患者。

(2)恶病质,肝肾心功能严重损害者。

(3)导管不能牢固地插入支气管动脉内。

(4)支气管动脉与脊髓动脉有交通,导管不能避开脊髓动脉。

4.术前准备和器械选择

(1)术前患者准备:做好患者思想工作,使其精神放松,积极配合;做碘过敏试验;备皮等。术前常规 X 线或 CT 检查以准确定位是栓塞治疗成功与否的关键。

（2）器械选择：常用的普通造影导管有 4F～5F 的 Cobra、RLG、Shepherd Hook 等，超选择性插管使用 SP,Progreat、Tracker 等微导管。

5.介入治疗方法　首先在 DSA 下以 Seldinger 技术穿刺股动脉，引入猪尾巴导管行主动脉造影，观察双侧支气管动脉位置及异常血管和血管变异情况，确定活动性出血位置。再引入 5FCobra 导管至 T_5、T_6 水平，选择性进入患侧支气管动脉造影。

（1）支气管动脉造影表现：咯血病变区血管造影表现与原发疾病有关，但基本表现相似。对比剂血管外渗为直接征象，间接征象包括供血支气管动脉扩张，分支血管增多（图 3－18），病灶区血管呈网状、丛状分布，支气管动脉－肺动脉或肺静脉、支气管动脉发育畸形、瘤样扩张等。一些病例的咯血病灶不是支气管动脉供血或是多支动脉供血。因此，应仔细检查相应的肋间动脉、锁骨下动脉、胸廓内动脉及甲状腺颈干等。为减少盲目寻找和避免遗漏，可以先行胸主动脉造影。若上述体循环分支均未见异常，应考虑到肺动脉出血可能。

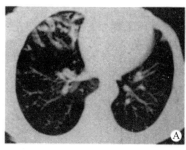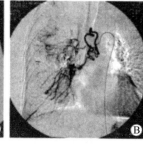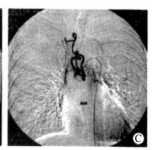

图 3－18　反复支扩咯血 25 年患者

A.CT 可见右下肺支气管扩张，双轨征出现；B.CT 右下支气管动脉造影可见主干明显增粗，末梢血管明显增多，不规则增粗；C.可见行支气管动脉栓塞后，异常增粗、增多血管消失，咯血症状明显好转。

（2）选择适当的栓塞物质和药物：栓塞时应根据不同病因选择明胶海绵、PVA、Embosphere、微弹簧钢圈、药物微囊等不同栓塞物质。目前普遍以 PVA 或 Embosphere 为主（直径 $250～710\mu m$），这种颗粒不易吸收，注射方便，但直径小于 $250\mu m$ 的颗粒会造成支气管管壁的坏死。支气管动脉瘤、蔓状血管瘤选用小号不锈钢圈有利于病变血管永久性闭塞，但对于其他病变而言，小号钢圈栓塞不够彻底，远端易形成侧支循环而复发。当遇到支气管动脉肺动脉瘘，则应选用大颗粒 PVA。少量的栓塞剂进入肺动脉支一般不会引起明显的并发症，但若是支气管动脉肺静脉瘘则会引起严重并发症，所以后者应用较粗海绵条或大钢圈。单纯栓塞止血对出血病因无治疗作用。原发性肺癌所致咯血可选用载药微球（直径 $200～300\mu m$），兼止血和抗癌双重作用。导管不能稳定地固定在支气管动脉内和不能避开明确的脊髓前动脉是早期技术失败的两大原因。在 5F 导管选择性插管后再引入 3F 微导管行超选择性插管，即使十分弯曲的支气管动脉也可通过，且管头更接近病灶，尽可能超越可见和不可见的脊髓动脉，因为已有大量资料表明，即使栓塞时未见到供应脊髓及大神经的动脉，术后仍有脊髓损伤症状的发生。

6.并发症　除动脉插管所致常见并发症和异位栓塞外，部分患者可有低热、肋间疼痛、胸骨后烧灼感及吞咽困难,主要是由于肋间动脉及纵隔血管缺血所致,一般无须特殊处理,吞咽困难者应进流质饮食。由于微导管的使用及动脉造影技术的进一步提高,原先常见的脊髓损伤(横贯性脊髓炎)现已明显减少,一旦发现有脊髓缺血症状应早使用血管扩张剂如烟酰胺、低分子右旋糖酐、丹参等改善脊髓血液循环,同时应用地塞米松或甘露醇脱水治疗以减轻脊髓水肿,只要治疗及时,绝大部分是可以恢复的。

7.疗效评价 BAE 止血效果确切,即时止血率为 75%～100%,但复发率较高为 10%～41.8%。使用永久性栓塞剂和全面彻底的栓塞所有出血动脉有助于降低复发率,但永久性栓塞剂价格偏高。早期复发(<30d)往往是可吸收栓塞物质逐渐被吸收,使血管再通或未被栓塞的小动脉扩张及侧支循环建立等因素所致(极少数 2 周内复发者可能是栓塞得不够彻底);中晚期复发通常是原发疾病未能控制,如支气管扩张、真菌、结核等。从这个角度来看,BAE 仅仅是姑息性对症治疗。对于药物无法控制的局限性病灶,应尽可能外科切除,对不能承受手术患者,BAE 可以重复进行。

第十节 气道狭窄及气道瘘

一、气道狭窄

(一)概述

气道狭窄是指气管、隆突、左右主支气管及中间段支气管的狭窄或阻塞,即中心气道狭窄。中心气道本身病变阻塞管腔或管外压迫可导致中心气道狭窄或阻塞,出现严重的呼吸困难,甚至窒息死亡。气道本身病变或者术后、放疗后可引发气道瘘,进一步加重呼吸困难。中心气道狭窄严重影响患者通气－换气功能,必须及时处理,以改善患者的通气状况。

(二)病因

气道狭窄大体上可分为良性狭窄和恶性狭窄两种。国外文献报道最常见的良性狭窄是插管后狭窄;在我国,支气管内膜结核也较常见。气管支气管良性肿瘤少见,其他原因还包括吻合口狭窄、Wegner 肉芽肿、克罗恩病、纵隔良性肿块或纤维化牵拉压迫、先天性病变、气管软化症、复发性多发软骨炎、气管支气管淀粉样变性等。恶性狭窄最常见的原因是邻近部位(如食管、纵隔、甲状腺等)原发或转移瘤侵及气管支气管,其次是支气管肺癌,可以引起气管支气管腔外压迫或腔内阻塞。

(三)临床表现

气道狭窄最常见的表现有吸气性呼吸困难、咳嗽、喘息,还可见咯血、阻塞性肺炎、肺不张等,严重时,患者呼吸肌极力呼吸代偿,吸气时可见"三凹征",临床表现为胸骨上窝、锁骨上窝和肋间隙明显凹陷。患者多伴干咳及高调吸气性喉鸣。根据这些症状并结合病史,诊断气道狭窄并不困难。

(四)辅助检查

严重的气道狭窄可导致呼吸衰竭而危及患者生命。及时诊断,明确病变的程度,并选择适宜的治疗方法,往往十分重要。

1.胸部X线　胸部透视和普通胸片有时可显示气管或主支气管狭窄性改变,有助于X线下操作定位。

2.气管或食管造影　可明确气道狭窄部位、范围、程度以及气管瘘的位置、大小、形状和类型,具有重要的诊断价值。

3.胸部CT　既可明确病变性质,也确定病灶位置、程度与范围。CT三维重建的气管－支气管图像,可直观地显示病变的长度、形态、狭窄的程度以及病变与周围血管的关系,特别对于远端气道的通畅情况及远端肺组织是否存在病变提供依据。此外,CT上可对病灶及相关气道的直径、长度做出精确测量,有利于设计个性化的治疗方案。

4.支气管镜　是诊断中心气道狭窄和气道瘘最为重要的一种检查方法。支气管镜可直接观察气道病变,狭窄程度、并可进行活检定性诊断。口服亚甲蓝后再行支气管镜检查更方便发现瘘口。

5.肺功能检查　有助于评价肺脏基础状况,判断介入手术治疗的安全性,选择麻醉的方法及手术中需采取的相应的气道处理措施。

(五)介入治疗

介入治疗包括对于良性狭窄可采用球囊扩张的方法,而对于恶性狭窄主要通过透视下或联合气管镜植入金属气管支架以改善气管梗阻症状。

1.适应证　目前气管支架主要适应证为:(1)恶性气管、支气管狭窄。(2)不能或不愿手术的良性气管、支气管狭窄。(3)炎症或结核导致的气管、支气管狭窄。(4)气管、支气管软化症。(5)气管、支气管－胸胃瘘食管支架置入不能堵瘘者。(6)心肺移植术后气管吻合口狭窄等。(7)婴幼儿隔膜型气管狭窄可用球囊扩张治疗,不适宜支架置入。

2.禁忌证　心肺功能衰竭、出凝血机制严重障碍者;狭窄累及声门的高位气道狭窄。

3.术前准备和器械选择　介入治疗前还是有必要行气管镜和CT检查,这样,不仅可以了解狭窄的原因,还可以观察气管腔内情况和显示气管支气管树的三维结构,测量气管直径,评价狭窄远端气管情况,同时能显示病灶或病变气管远端肺组织充气情况。

4.介入治疗方法

(1)气管球囊扩张成形术的操作要点是,球囊内的压力通常由低向高依次递增,其压力可选择3~5个大气压,每次球囊保持膨胀状态的时间为1~3min,随即将球囊全部排空,可反复充填球囊,一般每次操作可重复1~10次。若球囊放气后气管直径增大不明显,可在1~2周后再行球囊扩张。扩张过程中应特别注意的是,在置入球囊导管之前应先置入一通气导管,尤其是扩张气管狭窄时,以免扩张球囊过程中造成患者窒息。另外,如果瘢痕组织较硬,扩张时应逐渐增加气囊压力,防止出现较大的裂伤,造成气管的撕裂伤,甚至出现气管－食管瘘。

(2)气管支架置入技术包括两种,一种是在X线透视监控下用介入器械来完成,这种方法是在X线透视监控下,将支架置入器导管沿导丝插到狭窄部位后释放支架(图3-19),此法安全、定位准确,狭窄较严重者,纤维支气管镜不能通过时,较容易取得成功。另一种方法是经纤维支气管镜完成,可以直接观察气管内壁情况,同时能对原发病变进行局部治疗,但狭窄严重致纤维支气管镜不能通过时往往造成操作失败。如有条件者应将两种方法结合应用可取得满意结果。

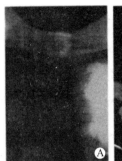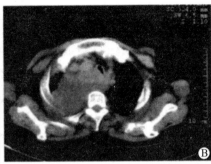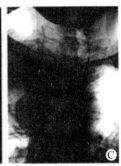

图 3—19 乳腺癌纵隔转移所致呼吸困难患者

A. 胸部 X 线片可见主支气管受压左偏;B. CT 可见右上纵隔肿块压迫主支气管;C. 行气管支架置入后,气道恢复正常,呼吸困难症状明显好转

（3）气管支架操作技术

①术前准备:详细了解病史,仔细观察影像学检查资料(胸部平片、断层、CT、MRI 等),判断狭窄的性质、位置、长度、程度和两端正常段的直径;对于气道瘘患者务必行食管或气管造影,明确瘘的位置、大小、类型。根据气管支气管狭窄和瘘的影像学特点,设计个体化气道支架。通常,首选镍钛记忆合金支架。气道支架直径一般为 12～20mm,长度宜超过阻塞近、远端 0.5～1.0cm。完善实验室检查,包括血常规、出凝血时间、血气分析等,并向患者及家属解释操作目的、方式、预期效果、可能出现的并发症及所需的费用,取得患者和家属的签字同意。

②器材准备:器材包括血管造影导管(C3)与加强超滑导丝麻醉、气管镜、气管插管器械、金属内支架、局部或全身麻醉器材、对比剂及急救药物,一些辅助器械,如牙托、吸痰器、供氧设备、气管切开包等。

③方法步骤:术前建立静脉通路,肌内注射阿托品 0.5mg、地西泮 10mg,必要时肌内注射盐酸哌替啶 50～100mg。用 2％利多卡因雾化吸入和咽喉部局麻,对于高度焦虑或无法配合者还可给予全身麻醉。将支气管镜或眼镜蛇导管分别置于狭窄两端或瘘口位置,在 X 线透视下设置体表金属标志。通过支气管镜活检孔或导管引入加强型超滑支撑导丝,退出支气管镜或导管。根据狭窄程度和病变的软硬度决定是否需要进行气道狭窄的球囊扩张,以便金属支架顺利通过与扩张。将装有支架的输送器沿导丝送入气道。X 线透视下按照体表标志定位、释放。退出输送器及导丝。X 线透视或支气管镜检查支架位置是否合适,必要时用异物钳调整支架位置。

④注意事项:术中予以高流量给氧,必要时给予面罩正压并监测血氧饱和度、心率、血压、呼吸等生命体征。麻醉要充分,减少对支气管黏膜的刺激。放置支架过程中,将短暂完全阻塞气道,操作应快速、轻柔,尽可能缩短操作时间。一旦出现血氧饱和度低于 90％时,应立即停止操作,给予面罩人工通气。放置支架时,患者用力吸气将使气管上下移动,影响支架的准确定位。可通过面罩给予纯氧正压通气数分钟后,再推注短效的肌肉松弛剂和镇静剂,减轻呼吸运动对定位的影响。狭窄段距声门较近时,置入支架后易造成局部水肿,带来进食或发音困难,严重时会导致呼吸困难甚至窒息。

5.术后处理　术后密切观察呼吸、咳嗽、咳痰情况和可能出现的并发症,应常规给予雾化吸入、抗感染、止血及镇咳等对症治疗。

6.并发症　气管内支架成形术效果明显,并发症少,解决气管梗阻症状立竿见影。对于技术操作熟练者,支架放置过程中的并发症很少见。常见并发症包括:支架移位、再狭窄、支架断裂、出血、气管支气管穿孔、气胸和肺部感染等。支架移位常见于非金属支架,金属支架发生明显移位少见。支架置入后,一定程度肉芽组织形成是常见的,随着时间进展,气管黏膜层和肉芽组织会长入支架腔内,但一般不会造成气管梗阻,不需要特殊处理,偶尔可见炎性息肉形成,这往往需要在内镜下行激光切除术。支架再狭窄不常见,一旦发生,治疗很困难。球囊扩张支架断裂的并发症也较罕见,但假如发生,则需要把支架取出。支架突入血管是最严重的并发症,可以引起气管间歇或大量出血,往往需要外科手术处理。

7.疗效评价　绝大多数患者支架植入后主观症状如呼吸困难、喘鸣等可立即得到改善,在支架植入后2周内,主观症状可得到持续改善。对良性疾病所致的狭窄,气管支架置入术可解决外科术后所造成的再次狭窄而无法手术治疗的麻烦,但是恶性狭窄如不辅以后续抗肿瘤治疗,支架在3~6个月内可出现再狭窄。

二、气道瘘

(一)概述

各种原因所致气管与食管、气管与胸膜腔之间形成异常通道称为气道瘘。

(二)病因

气管-食管瘘有先天性和后天性两种,并可分为气管-食管瘘和支气管-食管瘘。先天性异常通常在新生儿即可发现,但是前一类型可直到青少年甚至成年才被明确诊断。引起后天性气管和食管异常交通的最常见原因是食管癌,某些病例可在术后或放疗后发生。后天性气管-食管瘘也可由气管导管气囊压迫气管、外科手术创伤、钝性损伤和异物引起。

气管胸膜腔瘘常发生于慢性脓胸的脓液腐蚀邻近肺组织后穿破支气管,或因肺内病灶直接侵袭胸腔或破溃至胸膜腔形成瘘管,也有因胸腔穿刺或手术切除脓腔感染造成。支气管残端瘘(也称支气管胸膜瘘)是肺叶或肺段切除术后支气管与胸膜腔相互沟通而形成的瘘管。

(三)临床表现

先天性气管-食管瘘大部分病例有长期喂奶呛咳史或咳嗽史,常咳出食物颗粒,偶尔合并支气管扩张;后天性气管-食管瘘常有典型的呛咳、痰呈恶臭味、胸痛。此外,相关的肿瘤、创伤或医源性的病史有助于气管瘘的诊断。气管胸膜腔瘘患者常有咳嗽、反复感染、发热症状。

(四)介入治疗

介入治疗主要适用于后天性气管-食管瘘、气管胸膜腔瘘。

对于术后气管-食管瘘瘘口较小者可以采用经鼻-瘘口置入瘘腔引流管行脓腔外引流,同时置入十二指肠营养管给予营养支持。对于瘘口较大者术后3周之内给予十二指肠营养管营养支持,3周以后可置入食管覆膜支架,有脓腔形成者同时联合脓腔外引流。

介入治疗气管胸膜腔瘘的关键技术是即刻置入胸腔引流管,充分冲洗引流脓腔,防止脓液进入健侧肺组织内加重肺部感染；以特殊覆膜气管（支气管）支架完全封堵瘘口，既能够隔绝气道与胸膜腔—脓腔的交通，又可以阻断脓胸与正常气道和肺组织的通路。

第十一节　食管狭窄与食管瘘

一、食管狭窄

（一）概述

食管狭窄一般是指食管良恶性疾病或并发症引起食管腔狭窄。

（二）病因

食管狭窄可分良性狭窄和恶性狭窄两种。良性狭窄又分为先天性狭窄与后天性狭窄，前者在临床上十分罕见，多于幼年时发病，常需要手术治疗；后者以瘢痕性狭窄最为多见。瘢痕性狭窄的常见原因：(1)损伤性食管狭窄（外伤性、误服）。(2)食管炎（消化性、反流性）引起狭窄。(3)手术后食管狭窄。此外，良性狭窄还包括相对少见的良性食管肿瘤和贲门失弛缓症；恶性狭窄多见于食管恶性肿瘤或纵隔、肺恶性肿瘤侵犯食管。

（三）临床表现

食管狭窄常见的早期症状有吞咽哽噎感、异物感、灼烧感，咽部干燥和紧缩感，胸骨后疼痛、背痛或上腹部疼痛，在食管某一部位有食物停滞感等。这些症状均为非特异性，对于瘢痕性良性狭窄常因有明确的病史，诊断相对容易，而对于无明确诱因者出现上述症状则需要引起重视。

食管癌引起的狭窄，常表现为进行性吞咽困难。开始时在进食固态食物时有哽噎感，以后半流质、流质饮食也发生进食困难。食管下端梗阻患者可发生上端扩张，食物可潴留于此引起呕吐。其他症状包括：持续性胸背部疼痛、声音嘶哑、呛咳、贫血、脱水、消瘦、恶病质及癌转移至其他脏器引起的症状。恶性食管肿瘤侵犯气管后常可引起食管—气管瘘，常表现为饮水或进食后呛咳、反复肺部感染等症状。

（四）辅助检查

常规检查早期诊断包括食管拉网细胞学检查，主要用于食管癌普查，目前诊断常用食管镜检查与黏膜活检病理诊断。

影像学诊断包括：X线食管钡餐或泛影葡胺造影，该方法是诊断食管狭窄最简单、实用的有效方法，常与食管镜检查与黏膜活检病理诊断联合达到定性、定位和定型的诊断。CT能获取三维结构的横断面解剖图像，能清晰地显示食管与周围脏器的毗邻关系，对于恶性食管狭窄可以显示食管是否外侵、临床分期及手术方式选择很有帮助。MRI检查正逐步应用于食管，因其具有多断面方向扫描的特点，在恶性肿瘤引起的食管狭窄显示肿瘤大小、范围、是否侵及邻近组织脏器及有无转移等方面能比CT提供更多信息。超选择性食管造影是一种有创性检查，主要用于介入治疗前确定肿瘤供血血管情况。

（五）介入治疗

食管狭窄的介入治疗已成为一种有效的治疗方法，对于良性狭窄可以通过食管扩张或可回收食管支架治疗达到治愈；对于恶性食管狭窄，食管支架在缓解症状，改善生活质量和延长生存期方面显示了明显的优越性。

1.食管扩张成形术

(1)适应证与禁忌证

①适应证:a.食管癌术后吻合口狭窄,术后半年以上者应做活检,以除外食管癌复发。b.食管瘢痕性狭窄,如化学腐蚀、反流性食管炎、外伤性食管瘢痕狭窄等。c.贲门失弛缓症。

②禁忌证:a.食管吻合口狭窄,经证明为肿瘤复发者。b.食管手术后3周内,吻合口狭窄者。c.食管灼伤后的急性炎症期。d.重度高血压、冠心病、肺功能严重不全者。

(2)术前准备和器械准备

①术前准备:a.术前行食管稀钡或泛影葡胺造影结合胃镜、黏膜活检,明确诊断,并确定狭窄部位及性质,以确定采用何种扩张方式。b.术前6h禁食水。c.常规做心电图及出凝血时间检查。d.术前向患者解释操作中可能发生的问题,以得到患者充分的配合和理解,必要时可给予镇静剂。e.术前10min肌内注射山莨菪碱10~20mg,以减少消化道分泌,便于操作和防止分泌物反流入气管内。f.术前口服利多卡因凝胶麻醉咽部,检查口腔,取出义齿。

②器械准备:球囊导管与导丝是主要器械,根据术前造影片,观察食管内径的宽度与狭窄长度,来选择适当的球囊导管。普通良性狭窄选择直径18~25mm球囊导管,对于贲门失弛缓症患者则需选择36mm球囊导管;对于内镜显示有明显金属吻合器外露者,可选择探条扩张。

(3)治疗方法:①安置牙垫。②在X线透视下,尽可能将内置导丝的导管通过狭窄段送达胃腔内,退出导丝,沿导管注入对比剂,了解狭窄部位的情况。③沿导管送入超硬导丝,退出导管,透视下将球囊导管沿超硬导丝将球囊部位送至狭窄部位,调整最佳体位,使球囊中心位置处于最狭窄处,然后稀释76%的泛影葡胺,向导管内注入(即增大压力),使球囊扩张。透视可见球囊逐渐膨胀,球囊压迹由深逐渐变浅。此时根据患者疼痛反应情况,来升压或减压。一般维持压力3~5min,然后减压,往复3~5次。切勿盲目极度扩张,导致食管破裂。④在扩张过程中,使球囊的中心位置处于最狭窄处是关键,由于食管黏膜光滑,可使充盈后的球囊导管上下滑动,降低扩张效果。⑤扩张结束,将球囊导管与导丝一起拔出,患者口服少许泛影葡胺造影以观察食管有无破裂,嘱患者术后禁食,可少许饮用冰水,减少食管出血。

(4)术后处理:由于扩张术后,狭窄部位的纤维环断裂,可引起局部水肿和出血。术后使用止血剂和抗生素。患者进食采用流质-半流质-普食,逐步过度饮食的方法,不能急于进热硬食物。每次扩张治疗时间可根据病情进展来进行。

(5)并发症及处理:①食管黏膜出血为常见并发症,一般较少出现严重出血,术后常规止血治疗可预防术后出血。②食管穿孔发生率低,常与扩张过度有关。穿孔严重者需植入覆膜支架。③再狭窄,反复扩张无效者常需植入可回收支架。

(6)疗效评价:良性狭窄多数患者扩张有效,对于扩张无效者可采用自膨式可回收支架治疗。

2.食管内支架植入术

(1)适应证与禁忌证

①适应证:a.不能手术且伴有严重吞咽困难的食管癌患者。b.食管癌并发食管-气管瘘。c.食管癌术后复发。d.肺癌、转移性肿瘤侵及食管致严重梗阻。e.良性食管狭窄:吻合口部及炎症后的难治性狭窄、贲门失弛缓症扩张无效者。

②禁忌证:a.严重恶病质。b.接近会厌的高位狭窄。

　　(2)术前准备和器械准备:①术前准备同食管扩张术。②器械准备,支架的选择目前支架种类繁多,大致分为管状支架和金属支架,后者又分为带膜及不带膜支架。带膜支架有利于保护肿瘤、减少出血及穿孔的形成。尤其是自膨式支架具有柔软性,并且边缘光滑,又有可通过胃镜回收的优点。恶性食管狭窄一般植入不可回收支架,良性狭窄者则需植入可回收支架。

　　(3)治疗方法:①安置牙垫。②在 X 线透视下,尽可能将内置导丝的导管通过狭窄段送达胃腔内,退出导丝,沿导管注入对比剂,了解狭窄部位的情况及长度,确定支架使用的长度(支架长度比病变长度上下各长 2cm)沿导管送入交换导丝,退出导管,将选好的支架放入支架置入器中,把置入器沿导丝送入食管,当支架通过狭窄段后,到达预定释放部位后,透视下释放支架,将置入器连同导丝一同轻轻拖出体外(图 3—20)完成支架植入术后,立即口服少许加入温水稀释泛影葡胺造影以观察支架开放及食管通畅情况。⑤对于可回收支架:支架置入后 4周可行支架回收术,术前 2h 缓慢饮用冰水 500~1 000mL,然后在 X 线透视下或胃镜直视下用专用回收鞘及回收钳或钩,咬住支架上端牵拉,回收机织型支架。

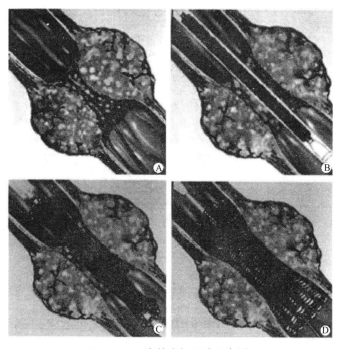

图 3—20　食管支架释放示意图

A. 导丝导管配合,使导丝通过狭窄段;B. 沿导丝引入支架释放器;C. 保持内鞘不动,后退外鞘,缓慢部分释放支架;D. 支架释放后,取出释放器,支架自行膨胀狭窄段。

　　(4)术后处理:①置入支架术后至少禁食 6h,然后进食流质饮食,24h 后可进食半流质饮食,禁食冰冷食物。对于食管—气管瘘或食管上端扩张严重者则需复查泛影葡胺造影后显示食管支架与食管壁贴壁良好后才能进食。②术后当日给予抗生素预防感染。③术后有胸骨后疼痛、恶心、呕吐者,给予止吐、止痛等对症治疗。④术后适当饮食指导,禁食大块粗纤维食品、过冷食物。⑤术后定期随访,恶性狭窄需配合其他治疗。

（5）并发症及处理

①胸骨后疼痛及异物感：一般无须处理，1周后多自行缓解或对症处理。术后口服复方卡那液，可缓解疼痛。对于支架张力过高引起的剧烈疼痛，可对症使用镇痛药物。

②食物嵌塞。合理饮食指导是预防食物嵌塞的关键，一旦发生可用内镜取出食物。

③反流性食管炎。主要发生于食管下端支架植入后，使用带防反流瓣的支架可以预防，一旦出现可用抑酸药物控制。

④支架移位。与选择支架不当、支架类型、释放技术、早期饮食不当和患者剧烈呕吐有关。一旦滑入胃内可用内镜取出。

⑤支架置入术后再狭窄。食管内支架置入术后组织反应较其他部位明显，食管本身的收缩和蠕动与支架张力相互作用，支架两端与柔性的食管产生切割力，造成食管的机械损伤，促使局部组织增生，进而引起狭窄，此种表现在瘢痕体质患者中尤其突出。目前，对于恶性狭窄或癌性复发的患者主张支架置入后放化疗抑制肿瘤生长或置入带内照射粒子支架，良性再狭窄则应注意选择合适尺寸的防反流支架，使其良好贴壁。

⑥术后大出血：近期致命出血原因：支架成角导致大出血，原因是支架长度过短，顺应性差，随着癌组织生长，导致支架与食管壁成角，尤其是贲门癌和食管下段癌术后吻合口上下管腔曲度增加时，同时合并心脏大血管搏动和呼吸运动致使支架和食管壁摩擦出血，严重者可导致大血管破裂和生命危险。远期致命出血原因：术后放疗导致大出血。

⑦支架并发食管瘘：发生原因为支架成角，肿瘤破坏食管壁并坏死脱落，支架与大血管摩擦和术后放疗所致。选择顺应性好的支架，待支架与食管壁充分贴壁进食是预防的关键。

（6）疗效评价：良性食管狭窄单纯球囊扩张术近期效果良好，吞咽困难缓解率可达100％，但中远期效果差，可重复性强，故在治疗中需反复多次。对于反复扩张无效者可考虑可回收覆膜支架。对恶性食管狭窄的患者，置入覆膜支架是有效的，食管支架近期疗效甚佳，而中期疗效有待进一步观察。85％以上患者吞咽困难症状可立即得到缓解，但其再狭窄发生率较高，新近应用的放射性粒子食管支架在有效缓解食管梗阻的同时，对局部肿瘤有一定的内照射治疗作用，可有效缓解肿瘤生长，但其粒子排布与局部照射剂量仍在进一步研究中。

二、食管瘘

（一）概述

各种原因所致食管与气管、食管与纵隔、食管与大血管之间形成异常通道称为食管瘘。

（二）病因

食管－气管瘘与气管－食管瘘相同。后天性气管－食管瘘也可由气管导管气囊压迫气管、外科手术创伤、钝性损伤和异物引起。常见原因有肿瘤侵犯或食管癌、贲门癌、肺癌等手术引发的严重并发症，包括食管－气管瘘、食管－纵隔瘘、食管－胸腔瘘、食管－胃吻合口瘘、胸腔胃－气道瘘等。瘘所致的顽固性肺部感染及进食障碍是食管癌患者的主要死亡原因。

食管－胃吻合口瘘是食管癌或贲门癌手术后常见并发症，其发生率为2.5％～6.4％，死亡率高达38.1％～53.6％。其发生时间与发生原因有一定关系。早期瘘：<3d，多因手术操作不当，吻合口封闭、不严吻合器械失灵等，其发生率约为10％；中期瘘：术后4～14d食管或胃壁小的坏死穿孔、缝线感染，组织愈合能力低下，其发生率为80％；晚期瘘：术后2周，常系

局部缝线慢性感染形成吻合口周围小脓肿。

　　胸腔胃—气管(主支气管)瘘或是一种罕见病,或是一种未被广泛认识的常见疾病,近年对本病刚刚认识。食管癌趋向于广泛切除颈部或弓上吻合,因食管癌手术切除胃上提胸腔后,食管癌切除不彻底,术后肿瘤复发或对原食管床残留癌组织放射治疗,食管耐受放射剂量高达6 000cGy,而胃的耐受量仅为3 000～4 000cGy,实施食管的放射剂量严重损伤胃,胃壁穿破,胃酸腐蚀气管或继发感染而损伤气管壁,出现胸腔胃气管瘘,胃内的胃酸、消化液等溢出进入气道和肺内,严重刺激肺引起化学性、腐蚀性、消化性肺炎,并继发严重、顽固性感染,预后极差。

　　(三)临床表现

　　食管—气管瘘临床表现与气管—食管瘘相同。食管—纵隔瘘一旦形成,往往合并纵隔脓肿,患者可于短期内死于顽固性纵隔感染、大出血或形成新的纵隔—气管瘘。食管—胃吻合口瘘临床表现:

　　1.消瘦、乏力、精神萎靡。

　　2.体温升高:38.5～39.8℃。

　　3.含有胃内容物的引流液(穿刺抽吸液)。

　　4.代谢紊乱:水＋电解质＋营养衰竭。

　　5.合并肺部炎症。胸腔胃—气管(主支气管)瘘常因胃酸刺激气道出现烧灼样刺激性呛咳,平卧位加重,进食后加重,患者强迫坐立位。

　　(四)介入治疗

　　1.适应证　介入治疗主要适用于食管—气管瘘、食管—纵隔瘘、食管—胃吻合口瘘、胸腔胃—气管(主支气管)瘘。

　　2.治疗方法

　　(1)气管—食管瘘:对于瘘口较小者可以采用经鼻—瘘口置入瘘腔引流管行脓腔外引流,同时置入十二指肠营养管给予营养支持。对于瘘口较大者,术后3周之内给予十二指肠营养管营养支持,3周以后可置入食管覆膜支架(图3—21),有脓腔形成者同时联合脓腔外引流。

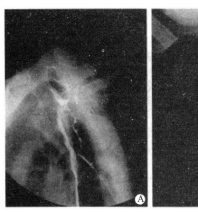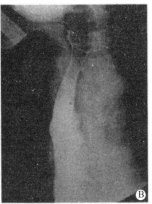

图3—21　气管—食管瘘患者

A.水剂造影后可见对比剂沿吻合口瘘口流入支气管内;B.置入覆膜支架后气管瘘消失

(2)食管—纵隔瘘:关键技术是经鼻腔插入 5F 直头侧孔导管,通过食管瘘口进入纵隔脓腔,交换于脓腔内,经导管抽吸脓腔内容物送细菌培养。经导管造影确认导管头端位于脓腔下极,并反复利用抗生素生理盐水冲洗脓腔后,外固定导管,保留导管便于连接负压鼓负压抽吸引流。同时经口腔、食管狭窄段进入胃腔,经造影证实导管位于胃腔内,交换加强导丝,沿导丝送入食管支架递送系统,于原病变下方 20mm 处开始缓慢释放支架,支架上端至少位于瘘口上 30~40cm,支架覆盖引流管。食管狭窄严重而支架递送系统无法通过时,可使用直径10mm 的球囊导管预扩张狭窄段。复查造影了解支架膨胀程度和食管通畅情况,有无对比剂外溢等现象。也可经引流管注入对比剂后行胸部薄层 CT 检查,确定脓腔的具体位置、大小以及与周围脏器的毗邻关系。

(3)食管—胃吻合口瘘:介入治疗术前准备:①实验室检查:血常规、肝功能、肾功能、电解质、心电图、传染病抗体等。②食管造影:了解瘘口的部位、大小、正常段食管长度、管径等。③胸部薄层 CT:进一步了解瘘口的部位、大小、胸腔及肺部情况。④加强营养:肠内营养静脉滴注营养药物,肠外营养,三管法(空肠营养管、胃降压管、经鼻脓腔引流管)。⑤纠正水电解质紊乱,对症处理。⑥器械准备:支架、导管、导丝、开口器、引流管。

介入治疗方案:①空肠营养管、胃减压管;经鼻脓腔引流管置入。②食管—胃吻合口瘘专用封堵内支架—蘑菇状覆膜内支架即专用吻合口堵瘘支架(韩氏内支架)。

(4)胸腔胃—气管(主支气管)瘘:介入治疗以专用的覆膜内支架经气道封堵瘘口。胸腔胃—气管瘘以管状覆膜内支架封堵治疗,胸腔胃—主支气管瘘以分支型覆膜内支架封堵治疗。支气管置管灌洗肺部炎症和有效消炎抗感染治疗。

3.术后处理　对于行脓腔引流者,术后根据脓腔大小使用 10~50mL 抗生素生理盐水经引流导管反复缓慢冲洗回抽脓腔,直至回抽脓腔液体不混浊,然后注入甲硝唑注射液或阿米卡星 0.29 与生理盐水混合液 5~15mL,保留 30min 后连接负压抽吸,也可反复冲洗后直接负压抽吸,1~2 次/d。观察引流液的颜色、混浊程度,记录 24h 引流量。适时经引流管造影观察脓腔缩小程度,待引流管下段脓腔完全闭锁后及时调整引流管位置。使其下端位于尚未闭锁的脓腔下段,直至引流物消失脓腔闭锁、引流管完全拔出。待患者体质恢复,积极治疗原发肿瘤。支架植入者术后处理需禁食直至造影确认瘘口完全封堵后,才可开始进食。余处理食管狭窄支架植入类似。

4.并发症及其处理　与食管支架植入相似。

5.疗效　食管或气管覆膜内支架封堵食管瘘是一种行之有效的方法,支架置入方便,疗效肯定;及时置入食管或气管覆膜内支架封堵瘘口,可有效控制呛咳、感染,对合并局部脓肿者同时联合脓腔冲洗引流可有效改善感染症状,促进瘘口愈合。

第十二节　肺动静脉畸形

一、概述

肺动静脉畸形(pulmonary arteriovenous malformation,PAVM),是一种较为少见的疾病,即在肺动脉和肺静脉间形成了异常沟通或称"短路",它们仅仅是简单的解剖结构异常联结,通常包括供血动脉或数条引流静脉,以及动静脉之间异常的血管团。肺动静脉畸形是典型的先天发育异常所导致的疾病,但亦有报道在极少的情况下由创伤、血吸虫病、感染性病变和肿瘤等原因引起。

PAVM 与另一种疾病——遗传性出血毛细血管扩张症(hereditary hemorrhage telangiec,HHT)密切相关,约 70% 的 PAVM 患者同时被诊断有 HHT,而 50% 的 HHT 患者至少有 1 处 PAVM 存在。

二、临床表现

PAVM 引起临床症状有以下种机制:

1. PAVM 是心外的右向左分流,会导致不同程度的血氧含量下降。

2. PAVM 破裂导致致命的咯血和(或)胸腔积血。

3. PAVM 的存在破坏了正常肺组织毛细血管的过滤功能,从而导致异位栓塞而引起严重的症状。

临床上最多见、最显著的症状是神经系统症状,系由血栓、菌栓等避开正常肺组织滤过作用,通过 PAVM 而造成的颅内异位栓塞所致。常表现为脑梗死、短暂脑缺血发作和脑脓肿。同时合并的红细胞增多症可以加重上述症状。脑脓肿也是一个常见症状,口腔正常菌群是导致脑脓肿的重要原因。其他一些较少见的中枢神经系统症状还有周期性偏头痛、视觉改变和癫痫发作。

三、辅助检查

诊断 PAVM 的方法很多,现将目前临床常用的较敏感的 PAVM 辅助检查方法综述如下。

1. 纯氧试验　纯氧试验敏感性高,对有临床意义的诊断率接近 100%,而且简单易行、价格低,目前是临床上首选的筛检方法。

2. 胸部 X 线摄影　胸部 X 线摄影简便易行、敏感、无创又经济,目前作为 PAVM 的一线筛选检查。

3. 超声心动图声学造影　超声心动图声学造影诊断有临床意义的 PAVM 的敏感性几乎为 100%,甚至能发现很小的没有临床意义的 PAVM,同时因为它是无创的,目前广泛地被应用。

4. 肺灌注放射性核素扫描　肺灌注放射性核素扫描是诊断 PAVM 的一种敏感性很高的方法,能确定病变的部位和范围,并能测定分流分数。

5. 螺旋 CT 和超高速 CT　这是诊断 PAVM 的一种有效手段。3D 螺旋 CT 采用表面阴影显示法可以从各个角度显示血管结构,准确性高。临床上常用于治疗后随访。

6. MRI　这是一种无创的检查方法。相位对比电影序列是磁共振技术中诊断 PAVM 最准确的方法,可明确病变部位、形态、累及的范围。目前不作为诊断 PAVM 的一线方法。

7. 肺动脉造影　可明确 PAVM 的部位、形态、累及的范围及程度,特别是进行超选择动脉造影时敏感性可达 100%,目前仍是诊断 PAVM 的金标准。因为是有创性的检查,故主要用于治疗前确诊 PAVM 和作为介入治疗的组成部分,而治疗后随访时一般不用该方法。

四、介入治疗

1. 适应证　适用于供血动脉直径≥3mm 的所有 PAVM 的患者,包括弥漫型 PAVM。后者行栓塞治疗后虽然不能明显改善缺氧症状,但能显著降低脑卒中、脑脓肿、咯血等并发症的发生率。

2.禁忌证

(1)严重凝血功能障碍患者。

(2)恶病质、肝肾心功能严重损害者。

3.术前准备　术前仔细的辅助检查及正确诊断非常重要。

4.器械选择　包括常规肺动脉造影导管、导丝、8F 导管鞘。栓塞物质选择一般来说,依据肺动脉血管造影所提供的有关栓塞必要的形态学信息,选择适用的可脱球囊或弹簧钢圈进行栓塞治疗。一般供血动脉直径为 3～4mm 的 PAVM 使用弹簧钢圈;供血动脉直径 4～9mm 的通过可脱球囊或血管封堵器(AVP)治疗;直径超过 9mm 的通过单纯使用弹簧钢圈、AVP 或特大的可脱球囊治疗。

5.方法及步骤　治疗一般选股静脉为穿刺点,常规进行右心导管术及选择性肺动脉主干造影,采用多体位电影摄像,明确 PVAM 的位置、大小,滋养动脉的数量、直径。根据造影显示的位置,换用端孔导管或微导管,经过导管导丝交换,使导管尖端选择性进入滋养动脉,释放栓塞物质。再次造影显示血流阻断或造影畸形血管内血流明显减少,血流缓慢,结束手术(图 3—22)。

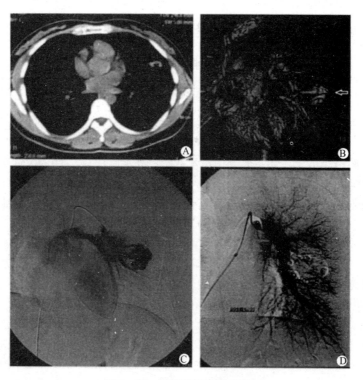

图 3—22　肺动静脉畸形患者

A. CT 扫描可见左肺舌叶异常肿块影;B. 三维 CTA 重建后可见明确的畸形血管团(白箭头所示);C. DSA 造影证实病变供血肺动脉;D. 分别予以栓塞后,肺动脉主干造影显示畸形血管团消失

6.术后处理 PAVM治疗后应定期随访。一般于治疗后1个月和1年时各随访一次,以后每隔3～5年随访一次,以便观察有无再通,有无新的PAVM生成以及原有的小PAVM是否增大。对上述已确定为的PAVM患者随访时应首选纯氧试验、CT或磁共振。患者怀孕后病变常常增大,易合并肺动脉出血、脑卒中等,所以也需要定期随访。

7.并发症

(1)自陷性胸膜炎:在栓塞后的第1周出现,大多数开始于第1个48h。胸膜炎持续数日,并可有轻度发热。

(2)空气栓塞:空气栓塞多出现在导管内楔入弹簧钢圈并反复牵拉,造成空气被引入弹簧内。这种现象更多地出现在栓塞直径3～4mm的小PAVM时。引起的症状包括感觉异常,绞痛或暂时性血管造影异常,持续时间短。可通过给予面罩吸氧,静脉内给予阿托品缓解,全部改变均为可逆的。

(3)器械栓塞:部分原因是由于操作,在动脉瘤的滋养动脉中移动时脱离球囊,球囊随后滚动至远端动脉分支处。并出现相应症状。

8.疗效评价 近来有研究表明,介入栓塞PAVM治疗的成功率为95%以上。随访发现栓塞治疗不仅明显改善缺氧症状,提高血氧分压(弥漫型除外),而且可明显降低脑卒中、脑脓肿等并发症的发病率,疗效是可靠的。缺点是栓塞后可以再通,可能跟栓塞物的大小、放置的位置不合适有关。再通后仍可行再次栓塞治疗。

第十三节 急性肺动脉栓塞

一、概述

急性肺动脉栓塞(pulmonary embolization,PE)是指发病时间较短,一般在14d以内,新鲜血栓堵塞肺动脉者。若发病时间超过14d,在3个月以内者,为亚急性PE。它是由于内源性或外源性栓子堵塞肺动脉主干或分支引起肺循环障碍的临床和病理生理综合征,其发病率仅次于冠心病及高血压,死亡率居第三位,仅次于肿瘤及心肌梗死,但长期以来由于对该病的防治缺乏足够的重视,尤其基层医院经常漏诊、误诊。血流淤滞、静脉损伤和血液高凝状态等因素综合作用易引起血栓形成,血栓脱落后可导致PE栓子的脱落,常与血流突然改变有关,如久病术后卧床者突然活动或用力排便等。PE的栓子多来源于下肢深静脉也可来自盆腔静脉或右心(图3－23)。

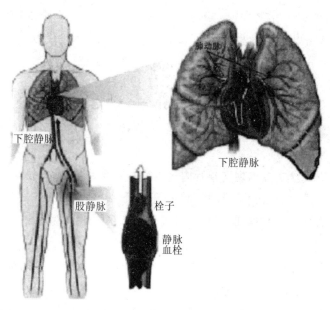

图 3-23 PE 发生机制示意图

来源于上下肢或盆腔的深静脉血栓脱落后,栓子经腔静脉回流入右心房,并经右心室到达肺动脉各级分支

二、临床表现

PE 的临床表现无特征性,症状的频度和程度很不一致,取决于肺血管阻塞的范围,原有心肺功能状态以及是否发展为肺梗死。小的血栓栓塞可能无症状,栓塞的症状往往在数分钟内突然出现,而梗死的表现则需数小时。症状常持续数日,取决于血细胞凝集块溶解的速度和其他因素,但症状通常逐日减轻。慢性、复发性栓塞的患者可在数周、数月或数年内逐渐出现慢性肺心病的症状和体征。无梗死的 PE 可引起呼吸困难,气促为持续性,常为显著的特征;亦可表现为明显的焦虑不安。严重肺动脉高压可引起胸骨后不适,可能因肺动脉扩张或由于心肌缺血所引起。发绀通常仅见于大范围栓塞者。位于外周肺的小栓塞虽可引起梗死,但不引起肺动脉高压。

无肺梗死者肺部体检通常正常。有时听到哮鸣音,尤其原有心、肺疾病者更为明显。肺梗死的其他表现包括咳嗽、咯血、胸痛、发热及肺实变或胸腔积液体征,可能有胸膜摩擦音。

三、辅助检查

1.常规实验室检查 血清酶检查缺乏敏感性和特异性,对诊断帮助不大。急性 PE 和肺梗死者出现血清 LDH 升高、胆红素升高和 ACT 正常的三联征者<15%。PE 后血纤维蛋白降解产物(如 D-二聚体)往往增多。

2.心电图 常见的心电图改变是 QRS 电轴右偏,第 Ⅰ 导联 S 波变深>115mm,第 Ⅲ 导联出现 Q 波和 T 波倒置,右心前区导联 T 波倒置,顺钟向转位,完全性或不完全性右束支传导阻滞,肺性 P 波。

3.胸部 X 线片　可有多发性浸润、胸腔积液、横膈升高。

4.CT 检查　螺旋 CT 和超高速 CT 是近年发展起来的影像学新技术,增强扫描可以直接显示肺血管。CT 对中央型 PE 诊断的敏感性、特异性均为 100%。对累及肺段者,敏感性平均为 98%(91%~100%),特异性平均 97%(78%~100%)。其最大的优点是无创、诊断率高,对急症尤为有价值。增强 CT 检查目前已经可以替代常规肺动脉造影,可以作为一线检查方法(图 3－24)。其缺点是不能提供血流动力学资料,对肺段以下的外围 PE 诊断有困难。

5.MRI　常规采用自旋回波和梯度回波脉冲序列扫描,对主肺动脉和左、右肺动脉主干的栓塞诊断有一定价值。在没有 CT 设备时,MRI 可以作为二线检查方法用于诊断。

6.肺通气/灌注扫描　文献报道其敏感性在 95% 以上,特异性在 90% 以上。多种影响因素如胸肺疾病、肺动脉不全梗阻等都是产生假阴性、假阳性的主要原因。

7.肺动脉造影可确诊　以选择性肺动脉造影效果最好,有条件者可行血管造影,图像更清晰。目前血管造影仍是诊断 PE 的"金标准"。诊断的两项主要标准是肺动脉分支的动脉内充盈缺损和完全阻塞(图 3－24)。

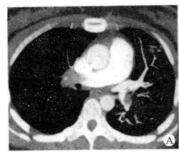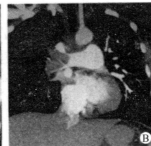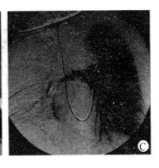

图 3－24　右肺动脉栓塞患者

A.增强 CT 显示右肺动脉内无强化的低密度血栓;B.CTA 冠状位重建清楚显示右肺动脉主干栓塞;C.肺动脉造影显示右肺动脉中下段主干内可见明显充盈缺损,远端分支消失。

8.其他　确定是否存在髂股静脉栓塞性疾病的诊断性检查,有助于 PE 的诊断,尤其是经抗凝治疗后仍有复发栓塞征象者或抗凝治疗有禁忌而需考虑下腔静脉阻断手术者。

四、预防

鉴于治疗上诸多限制,预防 PE 极为重要。预防措施的选择及其强度依据易造成静脉血流淤滞和血栓栓塞的临床因素而定。

静脉血栓栓塞的预防治疗包括低剂量未分馏肝素(LDUH)、低分子量肝素(LMWH)、右旋糖酐注射、华法林、间歇性气囊压迫(IPC)和逐步加压弹性袜。阿司匹林对一般手术患者无预防静脉血栓栓塞作用。

五、介入治疗

PE 治疗的目的包括:度过危急期;缩小或消除血栓;缓解栓塞引起心肺功能障碍;防止再

发。PE介入治疗主要包括导管内溶栓、导管血栓捣碎术、局部机械消散术、球囊血管成形术、腔静脉滤器置入术等。

1.适应证

(1)急性大面积PE。

(2)血流动力学不稳定。

(3)溶栓疗法失败或禁忌证。

(4)人工心肺支持禁忌或不能实施者。

(5)具有训练有素的导管操作者。

(6)尤其对心源性休克或右心功能不全患者,介入治疗是应考虑的紧急救治方法。

2.禁忌证　主要同溶栓禁忌证,包括2个月内的脑出血、头颅手术、10d以内的大手术、重症高血压、活动性出血、难以控制的血液疾患、重症肝功能不全、肾功能不全、妊娠、分娩10日以内。

3.术前准备和器械选择

4.介入治疗方法　急性PE的介入治疗安全性较高、技术难度不大,是一种有效方法,有着广阔的研究前景,但仍有待于进一步的补充与完善,特别是碎栓、吸栓的导管装置还有待于改进和创新。PE介入治疗主要包括以下几个方面。

(1)导管内溶栓:肺动脉内局部用药特别是小剂量时可减少出血并发症,但局部治疗的不利方面是需要通过肺动脉导管,故现已多采用外周静脉给药方法。

(2)导丝引导下导管血栓捣碎术:可采用猪尾导管、clot buster、Hydrolyser导管及改良的hydrolyser导管,结果发现在PE的治疗中,这四种装置均有效。猪尾导管虽然较简便,但同其他三种装置比较而言,它相对费时、粉碎栓子的效果弱。

(3)局部机械碎栓术(amplatz thrombectomy device,ATD):是一种机械性的血栓切除装置,利用再循环式装置可以将血栓块溶解成13μm的微粒。应用ATD进行的肺动脉血栓切除术适用于致命性PE、循环低血压者、不伴低血压的急性右心扩张者、有溶栓禁忌证者,其最适于中心型栓子,对新鲜血栓有较好疗效且无须完全溶解血栓。

(4)球囊血管成形术:通过球囊扩张挤压血栓使得血栓碎裂成细小血栓,利于吸栓或溶栓。若急性PE合并肺动脉狭窄,球囊扩张还可使管腔扩大,必要时行支架置入术。

(5)导管碎栓和局部溶栓的联合应用:用旋转猪尾导管破碎巨大血栓同时局部应用溶栓剂,48h后肺动脉平均压明显下降,有效率为60%,死亡率为20%。经股静脉插管,经右心房—右心室到达双侧肺动脉,造影可显示肺动脉血供情况。发现血栓后可将导管置于血管内,将血栓捣碎,并用注射器反复抽吸,将血栓抽出,恢复肺动脉血流,对于较小肺动脉分支内血栓则无法碎栓抽栓,可经导管注入尿激酶接触溶栓。

(6)一些介入治疗的方法,如电解取栓术、负压吸引取栓术等。

(7)腔静脉滤器置入术(IVC):对深静脉血栓普通人群,目前不推荐系统使用IVC。另一方面,当有抗凝绝对禁忌证和同时有高度深静脉血栓再发风险时可以使用IVC,如近期有颅内手术或其他大手术。孕妇在分娩前几周可能有广泛的血栓形成,也可以考虑使用可回收IVC。一旦使用抗凝剂是安全的时候,可回收IVC应该被撤走。

应严格掌握 IVC 的适应证和禁忌证,目前的研究表明 IVC 并未延长首次出现静脉血栓栓塞患者的生存率,而且虽然 IVC 可以减少 PE 的发生率,但并未降低 DVT 的复发率,因此安置滤器后应长期口服华法林,维持 INR 在 2.0～3.0。

随访并发症和远期疗效。安置滤器后可能出现下肢静脉淤滞、阻塞及滤器移行、脱落和静脉穿孔等并发症。

5.术后处理 急性 PE 患者要求绝对卧床 2 周左右,术后需继续维持呼吸道通畅及必要的内科治疗。溶栓结束后 4～6h 测定 APTT,如 APTT 在基础值 1.5～2 倍以内,即给予低分子量肝素。对于溶栓治疗患者应密切观察并发症的发生情况,同时抗凝患者应注意差异和定期检测血细胞凝集指标以调整药量。直到 INR 达到目标值后才可逐步活动。保持大便通畅,避免剧烈咳嗽,避免挤揉下肢,特别是 DVT 患肢。临时滤器置入患者则需要掌握取出滤器的适应证和时机把握。

6.并发症 溶栓、碎栓治疗主要并发症为出血、溶血性、出血性黄疸。溶栓疗法最重要并发症是出血,发生率为 5%～7%,致死性出血约为 1%。其他不良反应还可能有发热、过敏反应、低血压、恶心、呕吐、肌痛、头痛等。过敏反应多见于用链激酶患者。抗凝治疗并发症包括出血、肝素诱导的血小板减少症、肝素过敏反应和皮肤坏死。

7.疗效评价 介入治疗急性 PE,其对象一般均为重症患者,临床大样本的报道少见。急性大面积 PE 采用导管血栓吸引术和导丝血栓破碎术有显著的临床疗效,对肺动脉造影确定诊断的急性大面积 PE 症患者实施血栓抽吸,术后肺动脉收缩压可明显下降,心每搏输出量增加,表明对有适应证的患者实施介入疗愈早,其生存率愈高。

发病初期病情重危的急性 PE 患者,如果能渡过急性期,其预后较好。早期导管介入性治疗对改善患者的状态和维持血流动力学的稳定有较大意义。

第十四节 胸腔积液、肺脓肿与脓胸

一、胸腔积液

(一)概述

正常胸膜腔每天产生 100～200mL 胸液,由壁层胸膜产生,再经壁层胸膜小孔吸收。若由于全身或局部病变破坏了此种动态平衡,致使胸膜腔内液体形成过快或吸收过缓,临床产生胸腔积液(pleural effusion)。壁层胸膜小孔或与纵隔淋巴结之间的淋巴管阻塞或转移性纵隔淋巴结回流障碍,胸膜转移后渗出均可引起积液。

恶性胸腔积液最常见病因是肺癌,其次是乳腺癌。两者约占恶性胸腔积液的 75%,其余肿瘤约占 25%。

(二)临床表现

年龄、病史、症状及体征对诊断均有参考价值。结核性胸膜炎多见于青年人,常伴有发热;中年以上患者应警惕由肺癌所致胸膜转移。炎性积液多为渗出性,常伴有胸痛及发热。

由心力衰竭所致胸腔积液为漏出液。肝脓肿所伴右侧胸腔积液可为反应性胸膜炎,亦可为脓胸。积液量少于 0.3L 时症状多不明显;若超过 0.5L,患者渐感胸闷。局部叩诊浊音,呼吸音减低。积液量增多后,两层胸膜隔开,不再随呼吸摩擦,胸痛亦渐缓解,但呼吸困难亦渐加剧;大量积液时纵隔脏器受压,心悸及呼吸困难更加明显。恶性胸腔积液生长迅速,难以控制、抽液后反复增多是其重要特点,另一特点为血性胸腔积液。

(三)辅助检查

胸腔积液量为 0.3~0.5L 时,X 线仅见肋膈角变钝;更多的积液显示有向外侧、向上的弧形上缘的积液影。平卧时积液散开,使整个肺野透亮度降低。液气胸时积液有液平面。大量积液时整个患侧阴暗,纵隔推向健侧。积液时常边缘光滑饱满,局限于叶间或肺与膈之间,超声检查有助于诊断。CT 检查能根据胸液的密度不同提示判断为渗出液、血液或脓液,尚可显示纵隔、气管旁淋巴结、肺内肿块,以及胸膜间皮瘤及胸内转移性肿瘤。CT 检查胸膜病变有较高的敏感性与密度分辨率。较易检出 X 线平片上难以显示的少量积液。胸腔积液的细胞学检查是诊断恶性胸腔积液的主要标准,其阳性率为 70%~80%。

(四)介入治疗

胸腔导管引流术加黏着剂使胸膜腔闭锁是介入治疗恶性胸腔积液公认有效的治疗方法。其机制是:导管将恶性胸腔积液引流后再注入黏着剂,引起反应性胸膜炎,是脏层壁层胸膜粘连和胸膜腔闭锁已阻止液体生成,又称为胸膜腔粘连术、胸腔闭锁术或胸膜腔硬化治疗。

1.适应证与禁忌证

(1)适应证:①胸腔积液的细胞学检查阳性。②胸膜活检阳性。③化疗或激素治疗无效。

(2)禁忌证:①肿瘤阻塞支气管造成同侧肺不张。②充血性心力衰竭。③2 周前曾行放疗。

2.术前准备　根据 X 线及 CT 确定最佳穿刺点、测定凝血指标、术前 4~6h 禁食、镇静剂。器械准备包括 18G 穿刺针、安全性胸腔引流管针、28~32F 引流管、闭式负压引流管、手术刀片等。胸膜黏着剂:抗生素(四环素、多西环素)、抗肿瘤药物(阿糖胞苷、博来霉素、PDD、MMC 等)、其他(阿的平、生物制剂、滑石粉)。

3.操作方法　穿刺点定位于第 8 或第 9 肋间。局麻下穿刺,抽取部分胸腔积液后,经穿刺针引入导丝,沿导丝扩张通道后,经导丝引入 28~32F 引流导管,引至胸膜腔最低部位,抽完积液,注入局麻药后,注入黏着剂加等渗生理盐水 30~50mL,夹闭导管,转动体位使药物与胸膜壁充分接触。夹闭 2h 后,闭式胸腔引流。恶性胸腔积液,引流量<100mL 拔管。其他注入黏着剂后数小时拔管。

4.注意事项

(1)反复转动体位使黏着剂分布均匀。

(2)注入局麻减少疼痛。

(3)穿刺肋骨上缘,动作迅速。

(4)观察导管位置,防止导管脱出。

5.并发症及处理

(1)发热,对症处理。

(2)局部疼痛,对症止痛。

(3)气胸:少量气胸密切观察,气胸超过 50% 对症胸腔闭式引流处理。

6.疗效评价　胸腔导管引流术加黏着剂使胸膜腔闭锁是介入治疗恶性胸腔积液公认有效的治疗方法。

二、肺脓肿与脓胸

(一)概述

肺脓肿是由肺组织坏死而产生的局限性有脓液的空洞。同时伴有周围肺组织的炎症。病理过程以肺组织坏死为主要内容。脓胸是胸膜受致病菌感染,产生脓性渗出液聚于胸腔内所致。脓胸多为继发感染,常继发于肺部炎症,也可继发于肺部其他疾病,如支气管肺癌等。致病菌常为肺炎球菌、链球菌或金黄色葡萄球菌。

(二)临床表现

1.肺脓肿　急性期起病急剧,以厌氧菌感染引发的肺脓肿,则表现为腐败性恶臭痰,而以需氧菌感染引发的肺脓肿,则表现为非腐败性痰液。但总以咯吐大量脓液痰为特征。本病多发于青壮年,且男性多于女性。

2.脓胸　急性期常有胸痛、呼吸急促、发热、脉搏加快。中毒症状重者,体温可高达 40℃,白细胞计数增高,少数患者可以咯血。慢性期出现消耗性病容、贫血、低热等。脓胸的脓液可穿透胸壁,破溃后形成窦道,或向肺内穿破,形成支气管胸膜瘘,也可并发纵隔脓肿等。

(三)辅助检查

血常规检查:急性期白细胞计数$(20\sim30)\times10^{12}/L$,中性粒细胞明显增高。慢性患者可无明显改变。

肺脓肿患者痰液恶臭,为厌氧菌所致。如无明显臭气,为需氧菌所致。

病变范围较小,且部位较深者,可无异常体征。病变范围较大,伴有大量炎症时,叩诊呈浊音或实音。听诊可闻呼吸音减低,或有湿性啰音。

X 线检查:肺脓肿早期呈大片状密度增高的阴影。成脓期,可见圆形单个空洞,内有液平面。溃脓期,空洞壁变厚。恢复期可见纵隔向患侧移位,胸膜增厚。脓胸患者常有局限性胸膜增厚,形成脓腔者可见液平样改变。

痰涂片、痰培养检查,有助于确定病原菌及选择药物。

(四)介入治疗

1.适应证

(1)肺脓肿大于 20mm 的脓腔,内科治疗无效者。

(2)肺脓肿侵及胸膜所致脓胸者。

(3)有支气管胸膜瘘或脓气胸者。

2.禁忌证

(1)肺脓肿致命性大出血。

(2)广泛肺组织坏死。

(3)无安全穿刺通道。

3.术前准备和器械选择　完备的影像学检查资料,观察脓肿或脓胸的位置,了解有无分隔,在胸部平片或 CT 上设计穿刺路径。穿刺点要选择脓肿的最低位置。术前做必要的实验室检查,如血常规、出凝血时间、血培养等。向患者及家属说明治疗经过。术前 4～6h 禁食。术前给予常规镇静剂。

药物:采用广谱抗生素或敏感抗生素,纤维蛋白溶解类药物,如胰蛋白酶、脂凝乳蛋白酶或尿激酶等。

器械包括:18G 穿刺针、安全型胸(腹)腔引流三件套(含套管穿刺针、内针芯、引流管)、闭式负压引流袋及连接管、手术刀片、止血钳、固定碟型贴等。

4.介入治疗方法 在 X 线或 CT 下定位。常规消毒、局麻后,用手术刀片在穿刺点皮肤做一与肋间平行的 3～5mm 的小切口,经切口用细长针试穿脓腔,抽到脓液后,改用引流套管针穿刺脓腔,拔出内套管针同时,推进外套引流管于脓腔内,见脓液流出后,将首次抽出的脓液送细菌培养,然后将脓液抽吸干净,用含有抗生素的生理盐水 5～10mL 冲洗脓腔和引流管,抽吸脓液,接负压引流袋,冲洗脓腔每日 1 次,直到肺脓肿或脓胸改善。对有分隔或小房的脓腔应注入尿激酶或胰蛋白酶以利于充分引流。

5.注意事项 穿刺点应在肋骨上缘,以避免损伤肋间血管及神经。穿透胸膜时,动作要迅速,患者应屏气。穿刺路径应避开大血管、叶间裂、肺大疱和肺囊肿。引流过程中应经常透视观察导管位置及病灶消散情况,防止导管脱落并根据脓液的部位适当变换体位,定时冲洗导管,有利于引流。

拔管指征:引流管内无脓液抽出,复查 X 线脓腔基本消失;夹管数日后,患者体温正常,白细胞计数正常并无咳脓痰或胸痛等征象,方可拔管。

6.并发症及处理

(1)气胸:与穿刺方式、导管路径、患者年龄、术者经验等有关。少量气胸无须处理。严重者需要插管排气。

(2)出血:穿刺过程中损伤较大血管。少量出血,一般无须处理,嘱患者卧床休息,避免剧烈咳嗽可自愈。若量大,则可使用垂体后叶素或止血药对症处理。

(3)脓肿或脓胸复发:多为治疗不彻底,或基础疾病未控制,此外过早拔管也是原因之一。

7.疗效评价 相比较外科手术,介入治疗可避免肺叶切除带来的手术创伤、肺功能丧失及术后一系列并发症;该方法创伤小,不限制患者活动,引流冲洗方便。目前,多数学者认为正规内科治疗 1 周后,临床和影像学检查显示肺脓肿或脓胸改善不明显者,应尽早施行经皮穿刺引流,但致命性大出血和广泛肺组织坏死除外。

参考文献

[1]张兆琪.临床心血管病影像诊断学[M].北京:人民卫生出版社,2013.

[2]郑一兵.CTA 与 DSA 在诊断脑动脉狭窄病变的临床价值分析[J].医学影像学杂志, 2013(4):602－604.

[3]张建兴.乳腺超声诊断学[M].北京:人民卫生出版社,2012.

[4]单海滨,李光存,李静,李东.螺旋 CT 诊断颈动脉粥样硬化狭窄的初步探讨[J].医学 影像学杂志,2013(3):383＋396.

[5]刘延玲,熊鉴然.临床超声心动图学[M].北京:科学出版社,2014.

[6]朱亮,张希全,孙业全,王义平,潘晶晶,刘焕亮,郝斌,任可伟.急性全下肢深静脉血栓 形成多种介入技术联合治疗[J].介入放射学杂志,2013(7):582－586.

[7]吴卫平.脑部影像诊断学[M].北京:人民卫生出版社,2013.

[8]洪玮,韩鄂辉,郭瑞强.超声诊断与鉴别诊断[M].北京:科学技术文献出版社,2013.

[9]王赛云.超声诊断乳腺疾病的临床分析(附 162 例报告)[J].医学影像学杂志,2011 (10):1581－1582.

[10]漆剑频,王承缘,胡道予.放射诊断临床指南[M].北京:科学出版社,2013.

[11]李晓陵,姜慧杰,姚家琪.临床常见疾病影像诊断及治疗原则[M].北京:科学出版 社,2010.

[12]陈曦,郑敏娟,宋宏萍,罗璐,赵晓妮.超声心动图诊断冠状动脉瘘分型及心功能分析 [J].中国医学影像技术,2013(6):919－922.

[13]北京协和医院.超声诊断科诊疗常规[M].北京:人民卫生出版社,2012.

[14]朱庆庆,包凌云,朱罗茜,许亮.自动乳腺全容积扫查系统结合乳腺影像报告和数据 系统对乳腺导管内癌的诊断研究[J].医学影像学杂志,2012(8):1336－1340 ＋1353.

[15]周伟生.临床医学影像学[M].北京:人民卫生出版社,2009.

[16]齐丽萍,陈颖,高顺禹,李艳玲,李晓婷,李洁,张晓鹏.CT 肺动脉造影检测肺栓塞:采 用容积螺旋穿梭技术捕捉最佳成像时相[J].中国医学影像技术,2012(3):507 －511.

［17］刘士远,陈起航,吴宁.实用胸部影像诊断学［M］.北京:人民军医出版社,2012.

［18］武乐斌,林祥涛.影像诊断学［M］.济南:山东大学出版社,2009.

［19］陈林,陈悦,庞芸,裘之瑛,柴启亮,朱隽,詹嘉,王海尔.超声自动乳腺全容积扫描在乳腺占位性病变中的初步应用［J］.中国医学影像技术,2011(7):1378－1382.

［20］郭启勇.介入放射学［M］.北京:人民卫生出版社,2010.

［21］朱建国,杨亚芳,刘斐,唐继来,沈世田,田俊,顾生荣,万谦,史永平,朱成红.CT灌注成像联合磁共振扩散加权成像诊断急性脑梗死［J］.中国医学影像技术,2011(4):710－713.

［22］张缙熙,姜玉新.浅表器官及组织超声诊断学［M］.北京:科学技术文献出版社,2009.

［23］赵志梅,杨瑞民,辛春.影像诊断学［M］.北京:人民军医出版社,2009.